DES

ANÉVRYSMES DU CŒUR

PAR

Le Dʳ N. PELVET

ANCIEN INTERNE DES HÔPITAUX DE PARIS,
LICENCIÉ ÈS-SCIENCES NATURELLES,
LAURÉAT DE LA FACULTÉ DE MÉDECINE DE PARIS,
(PRIX DE L'ÉCOLE PRATIQUE 1865),
SECRÉTAIRE DE LA SOCIÉTÉ MÉDICALE D'OBSERVATION,
MEMBRE DE LA SOCIÉTÉ ANATOMIQUE.

AVEC DEUX PLANCHES LITHOGRAPHIÉES

PARIS

ADRIEN DELAHAYE, LIBRAIRE-ÉDITEUR

PLACE DE L'ÉCOLE-DE-MÉDECINE

1867

DES

ANÉVRYSMES DU COEUR

A. Parent, imprimeur de la Faculté de Médecine, rue Mr.-le-Prince, 31.

DES

ANÉVRYSMES DU CŒUR

PAR

LE Dʳ N. PELVET

ANCIEN INTERNE DES HÔPITAUX DE PARIS,
LICENCIÉ ÈS-SCIENCES NATURELLES,
LAURÉAT DE LA FACULTÉ DE MÉDECINE DE PARIS,
(PRIX DE L'ÉCOLE PRATIQUE 1865),
SECRÉTAIRE DE LA SOCIÉTÉ MÉDICALE D'OBSERVATION,
MEMBRE DE LA SOCIÉTÉ ANATOMIQUE.

AVEC DEUX PLANCHES LITHOGRAPHIÉES

PARIS

ADRIEN DELAHAYE, LIBRAIRE-ÉDITEUR

PLACE DE L'ÉCOLE-DE-MÉDECINE

1867

ANÉVRYSMES DU CŒUR

Le nom d'*anévrysme* a été employé jusqu'ici pour désigner des lésions si variées et si différentes, que je crois nécessaire de dire tout d'abord le sens que je lui donnerai dans le cours de ce travail.

Comme on le sait, ce terme a été appliqué au cœur pour la première fois par Baillou et par Lancisi. Pour eux, il représentait toute dilatation de l'organe, quelle que fût sa cause ou sa nature. On continua de confondre ainsi des lésions très-dissemblables, jusqu'au jour où Corvisart montra qu'il fallait établir des divisions en distinguant l'anévrysme actif et l'anévrysme passif. La distinction était juste, mais le mot devenait insuffisant; et cela est si vrai qu'il a disparu peu à peu et que, de nos jours, il n'est plus guère usité. En même temps, on commençait à observer des anévrysmes partiels, et bientôt, assimilant le cœur aux artères, on fut convaincu qu'il pouvait être atteint de toutes les formes de l'anévrysme artériel. Voilà donc plusieurs lésions qui portent un même nom; auxquelles convient-il de l'appliquer? Pour moi, je me rangerai en partie à l'avis de Scarpa, et, sous le nom d'*anévrysme du cœur*, je comprendrai tout diverticulum anormal formé par la substance de cet organe et communiquant avec son intérieur. Peut-être les dilatations non circonscrites que j'en sépare ont-elles, avec les anévrysmes, une certaine communauté dans le mode de formation. Mais les caractères anatomiques tranchés, les troubles fonctionnels, les symptômes et la marche de ces derniers, me semblent former un ensemble assez entier, assez caractéristique, pour établir cette séparation.

Le mot *anévrysme* convient-il rigoureusement à tous les cas, que je vais décrire? Non assurément; mais ceux de dilatation partielle, anévrysme circonscrit, anévrysme faux consécutif, anévrysme vrai, dilatation locale, kyste anévrysmal, tour à tour employés, ne me semblent pas s'appliquer non plus à la généralité des faits. Ils préjugent du reste la nature de la lésion; celui d'anévrysme a l'avantage de n'avoir pas une signification bien arrêtée et me paraît par cela même mieux convenir.

HISTORIQUE.

L'histoire des anévrysmes du cœur ne remonte pas à une date éloignée. Ces lésions peu communes n'ont pu, on le comprend facilement, être remarquées que le jour où les recherches anatomiques acquirent un certain degré de précision. Aussi, ni Morgagni, ni Sénac n'en eurent connaissance, et ce n'est guère que dans les premières années de ce siècle qu'elles commencèrent à fixer l'attention.

Le premier fait bien constaté paraît devoir être attribué, d'après Ollivier (d'Angers), à dom Guzman Galéati (1), qui le publia en 1757. Il s'agit en effet d'un homme mort subitement, à l'autopsie duquel on trouva une rupture du cœur avec épanchement considérable de sang dans le péricarde. « On voyait, dit l'auteur, à la face externe du ventricule gauche, une protubérance peu élevée sur laquelle existait une déchirure de 2 lignes de long. »

Le cas de Puerarius (2), que Dezeimeris a considéré comme le premier, peut être à bon droit rejeté. C'était une tumeur ovoïde de l'oreillette droite, dont la description est tout à fait insuffisante.

Il n'en est pas de même de trois faits que Thurnam (3) a retrouvés dans les manuscrits inédits de John Hunter, appartenant au Collége Royal des chirurgiens. L'un est celui du général Her-

---

(1) Galéati. *De Bononiensi scientiarum et artium instituto atque academiâ. commentarii,* t. IV; *Academiarum quarumdam opuscula varia,* p. 26, 33 ; 1757.

Je ne puis comprendre pourquoi Chassinat dit n'avoir pas trouvé cette observation au lieu indiqué; elle s'y trouve très-exactement.

(2) *Observ. selectæ additæ thesauro med.-pratico Burneti,* liv. III, sect. 68, p. 345.

(3) *London med.-chir. Transact.,* t. XXI; 1838.

bert, mort en 1757 ; les deux autres sont des notes sur deux pièces du musée.

En 1759, Walter le père (1) reçut de Buttner, professeur d'ana tomie à Kœnigsberg, la communication d'un cas d'anévrysme de la pointe du ventricule gauche, qu'il ne publia qu'en 1775, et plus tard, en 1785, dans les *Mémoires de l'Académie de Berlin*, à propos d'un travail sur les maladies du cœur. Il cite en même temps une tumeur analogue observée sur le cœur d'un bœuf.

Baillie (2), dans son *Anatomie pathologique*, dont la 1re édition est de 1793, dit en avoir observé un seul exemple, dans lequel la pointe du ventricule gauche était dilatée en forme de poche. Il attribue cette altération à une faiblesse relative et absolue dans le tissu musculaire, ce qui est assez naturel, mais ne dit rien de la cause de cette faiblesse.

Dans les *Recueils de la Société de médecine* de 1797, on trouve un nouveau cas rapporté par Moricheau-Beauchamp (3), et qui fut publié plus tard par Corvisart, ce qui en fit faire quelquefois un double emploi.

Je ne parlerai pas du fait de Meckel (4) cité par Dezeimeris, puisque lui-même a fini plus tard, d'après Chassinat, par le mettre en doute. Il ne s'agissait pas là d'un anévrysme.

Corvisart (5), dans son *Traité classique des maladies du cœur*, rapporte le cas d'un nègre qui n'est autre que celui de Moricheau-Beauchamp. Il se demande si on doit l'attribuer à une rupture incomplète des parois musculaires internes, les couches externes demeurant intactes et se laissant distendre ; mais il se contente de poser la question. Il en rapproche deux cas empruntés aux *Éphémérides des curieux de la nature*, mais qui ne présentent pas des détails suffisants pour qu'on puisse y reconnaître des anévrysmes (6).

(1) *Obs. anat. Berol.*, 1775, p. 65.

(2) *Anat. pathol. des organes les plus importants du corps humain*, p. 21, trad. Guerbois ; Paris, 1815.

(3) *Recueil périod. de la Société de méd.*, an VII, t. V, p. 292.

(4) *De Cordis condition. abnorm.* Vide *Commentarii de rebus in scientia natur. et med. gestis.* Hallæ, 1802 ; Lipsiæ, 1803.

(5) *Essai sur les maladies du cœur*, 1re édit., 1806.

(6) L'un de ces cas a été cité aussi par Kreysig, qui l'a emprunté à l'histoire de Lieutaud. Il paraît, d'après Dezeimeris, qu'il ne se trouve pas dans les *Ephemerides nat. curios.*, mais qu'il est tiré plutôt du *Sepulchretum* de Bonnet. Il aurait été publié d'abord dans le journal de N. Blégny.

Kreysig (1), en 1815, dans son *Traité des maladies du cœur*, n'apporte aucun fait nouveau. Pour lui, l'anévrysme du cœur est tout à fait assimilable à celui des artères et reconnaît aussi pour cause l'ulcération.

Cette affection ne passa pas inaperçue devant l'esprit observateur de Laënnec (2). Il eut l'occasion de voir l'un des anévrysmes de Bérard, et l'aspect de la pièce le porta à croire que ces sortes de dilatations se forment à la suite d'ulcérations de la face interne des ventricules. Le premier, il signala l'anévrysme des valvules et ajouta un nouveau cas à celui de Morand, qui était peu connu jusqu'alors.

Il n'est rien dit de cette question dans les Traités classiques de Testa (3), 1823, et de Bertin et Bouillaud (4).

De nouveaux faits furent publiés encore à cette époque, parmi lesquels il faut citer ceux de Bérard (5), Robert Adams (6), et le cas du célèbre Talma (7); mais ils ne provoquèrent point d'éclaircissements.

Ce fut en 1827 que parut le premier essai de monographie sur ce sujet, le Mémoire de Breschet (8). Il est basé sur dix observations : quelques-unes de celles que j'ai rapportées plus haut auxquelles il faut en ajouter une de Dance, une de Cruveilhier, et la description d'une pièce du Musée de la Faculté, que plusieurs auteurs, Chassinat entre autres, regardent comme le cœur du sujet de Corvisart. Breschet s'efforce de démontrer, d'après ces faits, que les anévrysmes du cœur sont d'ordinaire précédés de la rupture incomplète des parois : aussi les nomme-t-il *anévrysmes faux consécutifs*. Il regarde ceux de la pointe comme étant de beaucoup les plus fréquents, et cela s'explique, d'après lui, parce que les ruptures sont plus fréquentes à la pointe. Il

(1) *Die Krankheiten des Herzen*, t. 1; 1815.
(2) *Auscultation médiate*, t. II, 2ᵉ édit., 1826.
(3) *Delle Malattie del cuore*. Fiorenza, 1823.
(4) *Traité des maladies du cœur et des gros vaisseaux*, rédigé par Bouillaud ; Paris, 1824.
(5) Thèse de Paris, 1826, nº 23.
(6) *Cases of diseases of the heart accompanied with patholog. observ. (Dublin hospital Reports*, t. IV, p. 353 ; 1827).
(7) Biett, *Répertoire d'anal. et de physiol.*, t. III, p. 99; 1827.
(8) *Répertoire d'anat. et de physiol.*, t. III, p. 183; 1827 (*Recherches et observ. sur l'anévr. faux consécutif du cœur et sur l'anévr. vrai des artères*).

voit encore une preuve à l'appui de sa théorie dans ce fait, que l'hypertrophie du ventricule gauche les accompagne ordinairement. Cette hypertrophie portant sur la base seule, la pointe devient relativement plus faible et plus sujette à se rompre. Ses conclusions sont que le sommet du cœur est le siége le plus ordinaire de cet anévrysme, et que son mécanisme peut être rapproché de celui de l'anévrysme faux consécutif des artères. La théorie de Breschet, ne s'appuyant pas sur les faits assez nombreux, est trop exclusive et montre le danger de généraliser trop tôt. Aussi est-il bien embarrassé pour expliquer les cas 4 et 10 de son Mémoire, dans lesquels l'anévrysme siége à la base. « Pour ces cas, dit-il, il faut admettre la préexistence d'un ramollissement, d'une transformation graisseuse, athéromateuse, des fibres musculaires, ou d'une ulcération d'un point de la membrane interne, et par suite, du tissu charnu du même organe. Et, plus loin, revenant à son explication favorite, il dit que, pour l'anévrysme des parois, on pourrait admettre : « que la rupture a eu lieu vers la base, près des oreillettes, lieu où les parois ont peu d'épaisseur. » On a fait bien des objections plus ou moins justes à cette théorie. Il ne faut pas oublier pourtant que Breschet était le premier à s'occuper de la question, et que plusieurs de ses assertions demeurent encore vraies aujourd'hui.

Depuis le Mémoire de Breschet, l'attention fut éveillée et les observations se multiplièrent rapidement.

En 1829, Reynaud (1) rapporte un cas d'anévrysme multiloculaire qu'il avait observé lui-même, auquel il joint un autre fait que lui avait communiqué le Dr Carswell. Il émet à ce propos une singulière théorie. Il pense que la membrane interne seule a été altérée et que les parties voisines, c'est-à-dire les fibres musculaires ont été refoulées sans être dilatées. Cette membrane interne devient opaque, blanchâtre, et subit une transformation qui mérite selon lui le nom de *transformation artérielle*. Il compare cet état à celui des veines atteintes de phlegmasie chronique, que M. Briquet a décrit à propos de la formation des varices.

La même année, Dezeimeris (2) publia dans les *Archives de*

(1) *Journal hebdomad. de méd.*, t. II, p. 363, févr. 1829.
(2) *Archives gén. de méd.*, t. XXI, p. 338.

médecine un article sur les progrès de l'anatomie pathologique, dans lequel il consacre quelques pages à l'anévrysme du cœur. On y lit une observation de Penada; c'est une rupture de l'oreillette gauche qui aurait succédé à une dilatation anévrysmale, mais dont l'existence n'est rien moins que prouvée.

Un nouveau fait fut observé en 1833 par Lobstein (1), qui l'attribue à une rupture, à une sorte d'éraillement des fibres musculaires.

L'année suivante, Ollivier, d'Angers (2) put en recueillir dix-sept exemples dans son article du *Dictionnaire* en 30 volumes. Il pense, comme Reynaud, que la dilatation partielle dépend primitivement de l'altération de la membrane interne, et que cette altération succède à l'endocardite.

La même année, Chassinat (3) prit la dilatation partielle du ventricule gauche pour sujet de thèse. La cause de l'anévrysme est pour lui dans un ramollissement partiel inflammatoire. Si la pointe est plus souvent atteinte, cela tient à ce que ce point étant plus mince que les parois, si l'inflammation est générale, il sera complétement ramolli, alors qu'il n'y aura encore qu'une faible épaisseur des parois atteinte. L'inflammation cessant, les fibres ne reviennent plus à leur état primitif, et la dilatation continue; par suite, les fibres se rompent en certains points, d'où l'aspect frangé, qui serait consécutif à la dilatation, au lieu d'en être la cause, comme le voulait Breschet.

Prus (4) publia en 1835 une note dans laquelle il émit des idées fort sages sur le mécanisme de l'anévrysme. Il ne rejette aucune des causes supposées par les auteurs précédents. Pour lui, il y a tantôt ulcération de la membrane interne, tantôt ramollissement, quelquefois épaississement et induration. Il pense, d'après sa propre observation, que l'inflammation joue un plus grand rôle qu'on ne l'avait cru, dans le début et dans le cours de la maladie.

Dans son *Traité des maladies du cœur*, M. le professeur Bouil-

(1) *Anatomie pathol.*, t. II, p. 498; 1833.

(2) *Répert. génér.* ou *Dictionn. génér. des sc. médic.*, t. VIII, p. 303, 2ᵉ édit.; 1834.

(3) Thèse sur la dilatation partielle du ventricule gauche; Paris, 1835, nº 319, et *Revue médic.*, t. III et t. IV; 1836.

(4) *Revue médic. franç. et étrang.*, 1836, p. 345.

laud (1) ne traite pas d'une manière particulière de l'anévrysme
partiel, mais il en fait un accident de la cardite ulcérative. C'est
à ce titre qu'il lui consacre un chapitre dans lequel il rappelle
plusieurs des faits déjà mentionnés et ajoute les observations de
Choisy et de Pétigny. Pour lui, l'anévrysme est consécutif à une
ulcération des membranes interne et moyenne du cœur, et tout
à fait comparable, comme formation, à l'anévrysme des artères.
Il l'appelle *faux consécutif* et n'admet pas pour le cœur l'existence
d'un *anévrysme vrai*. « La rupture des couches internes des parois
du cœur, dit-il, constitue en effet l'un des caractères fondamen-
taux de la maladie, une fois qu'elle est bien établie. »

C'est cette opinion de Bouillaud que Rokitansky a reproduite
plus tard comme étant nouvelle sous le nom d'anévrysme aigu,
et dont il a démontré la réalité.

Les auteurs du *Compendium* (2) tracent une histoire assez générale de l'anévrysme cardiaque. Ils admettent une altération primitive de la tunique interne et une modification morbide, le
plus ordinairement consécutive du tissu musculaire du cœur.
« Du reste, nous ignorons, disent-ils, quelle est la nature de la
lésion qui frappe la membrane interne et le tissu musculaire. »

Rassemblant la plus grande partie de ces faits et un certain
nombre d'autres recueillis en Angleterre, Thurnam (3) réunit
58 cas, et c'est sur ce nombre considérable qu'il s'appuie pour
en tracer l'histoire. Il admet deux formes : l'anévrysme *vrai* et
l'anévrysme *faux*. Il dit à propos du premier : « Je conclus que,
dans la plupart des cas, cette lésion est de la nature de l'anévrysme vrai ou qu'elle est le résultat de la dilatation d'une partie
des parois du cœur, qui ne sont plus, en raison de quelque altération survenue dans les tissus qui les composent, en état de résister à la force de pression du sang pendant la systole du ventricule. Ces altérations peuvent être bornées à la membrane interne
ou à celle-ci en même temps qu'au tissu musculaire, ou enfin au
péricarde seul ; mais dans le plus grand nombre des cas, elles
paraissent liées à un travail inflammatoire aigu. » Il n'en serait
pas toujours ainsi cependant. Dans deux observations de son

(1) *Traité des maladies du cœur*, 1ʳᵉ édit. ; 1835.
(2) *Compendium de méd. prat.*, t. II ; 1837.
(3) *London med. chirurg Transact.*, t. XXI ; 1838.

Mémoire et une de Corvisart, il y avait une altération de la surface interne du cœur qu'il regarde comme le commencement de
l'anévrysme. C'est l'augmentation d'une des dépressions naturelles inter-columnaires; un caillot s'y dépose, et la pression du
sang suffit pour dilater cette cavité accidentelle.

Pour l'anévrysme *faux*, il admet qu'il est le résultat d'une rupture incomplète, selon l'avis de Breschet; dans aucun cas, il ne
l'a vu succéder à une ulcération ou à l'ouverture d'un abcès.

Un chapitre est consacré à l'anévrysme des oreillettes, un autre
à celui des valvules. Ce dernier contient trois cas très-curieux, mais
ne donne que des notions peu précises sur la formation de ces
poches. Il paraît naturel, selon Thurnam, d'attribuer leur origine à une dilatation croissante qui n'a point été précédée de rupture ni d'ulcération; il est possible cependant, ajoute-t-il, qu'il y
ait eu destruction d'une des lames.

Comme on le voit, ce Mémoire, tout en réunissant un grand
nombre de matériaux, n'apporte point d'idée bien nouvelle et
n'élucide pas autant la pathogénie de ces lésions qu'on pourrait
s'y attendre. Cela tient en grande partie à ce que l'auteur s'est
servi exclusivement de la méthode numérique.

En 1840, Löbl (1) publia à Vienne une dissertation sur la dilatation partielle du cœur. Cette monographie est très-estimée en
Allemagne; je n'ai pu malheureusement me la procurer.

Dans le journal d'Édimbourg de 1843, on trouve deux observations du Dr David Craigie (2), accompagnées de quelques considérations sur l'anévrysme faux consécutif. La principale cause
de cette lésion est, selon lui, la transformation fibreuse. Quant
aux variétés d'anévrysmes désignées sous les noms de *vrai* et de
faux, il les considère comme des degrés plus ou moins avancés
d'une même lésion, plutôt que comme deux altérations de nature
différente. Les uns commencent par la déchirure et s'agrandis-
sent par dilatation; c'est le contraire pour d'autres, et souvent il
est difficile d'établir laquelle a commencé. Il a de la tendance à
regarder ces altérations comme de nature inflammatoire.

(1) *Comment. anat. pathol. de anevrismate cordis sic dicto partiali;* Vindo-
bonæ, 1840.

(2) *Edinburgh med. and surg. Journal,* t. LIX, p. 356, april 1843. — *Observ.
and cases illustrating the nature of false consec. aneur. of the heart.*

Rokitansky (1), dans son *Anatomie pathologique,* si justement
estimée, traite assez longuement des anévrysmes du cœur. C'est
lui, on peut le dire, qui jusqu'ici a le mieux étudié leur formation, et depuis, la plupart des auteurs allemands s'en sont
inspirés ou l'ont reproduit.

Il distingue deux formes. La première, qu'il appelle *aiguë,* est
consécutive à l'endocardite ou à la myocardite ulcérative; elle
succède à une déchirure de l'endocarde ou à un abcès. La deuxième
forme, qui est chronique, est le résultat éloigné d'une inflammation de toute la paroi cardiaque, amenant une transformation
fibreuse et par suite une dilatation. Il consacre, en outre, un chapitre aux anévrysmes valvulaires, dont le mécanisme avant lui
n'avait pas été expliqué d'une façon satisfaisante. Il les attribue
à une déchirure d'une des lames de la valvule dans le cours d'une
inflammation violente et à la distension de la lame restée saine.
Sans avoir à sa disposition un grand nombre de faits, Rokitansky
a fait plus avancer la question que les auteurs qui l'avaient précédé; cela tient à la marche qu'il a suivie dans leur étude et au
secours que l'examen microscopique est venu lui apporter.

En 1846, parut la thèse d'Hartmann (2), et ce travail est encore,
avec le Mémoire de Thurnam, la monographie la plus complète
et la plus étendue sur ce sujet. L'auteur ne traite que des anévrysmes du ventricule gauche. Après un historique très-complet,
il décrit leurs caractères anatomiques d'après l'analyse de 37 cas.
Je regrette à ce propos qu'il se soit borné à citer numériquement
les faits, et qu'il n'ait ni indiqué la source ni donné la description
d'aucun d'eux. Ces caractères ne lui donnant que des renseignements peu précis sur la pathogénie, il passe en revue les opinions
des différents auteurs qui ont traité la question avant lui. C'est
d'après ces données et l'examen d'un fait personnel observé dans
le service de M. Schutzenberger qu'il forme son opinion. Il distingue deux espèces d'anévrysmes : le *vrai* et le *faux.* Il semble
assez embarrassé pour savoir à quelle cause rapporter le premier. Est-ce à un ramollissement inflammatoire, est-ce à une induration fibreuse? Il admet la possibilité des deux causes; mais

(1) *Lehrbuch der pathologischen Anatomie :* 1re édit., 1844 2e, 1856. Wienn.,
Zweiter Band., p. 430.

(2) Thèses de Strasbourg, 1846.

pour lui, il n'y a que des probabilités, et on ne saurait affirmer rien de positif à cet égard. L'anévrysme faux succède-t-il à une rupture, à une ulcération ou à un abcès? On peut admettre ces trois causes, mais sans admettre nécessairement l'inflammation comme point de départ. On voit qu'il ne se forme pas une idée bien nette du mécanisme de l'anévrysme.

La même année, le Dr Peacock (1) publia dans le *Journal d'Édimbourg* trois cas qu'il fit suivre de quelques considérations sur le développement de cette affection, dont il eut plusieurs fois l'occa. sion d'observer le début. Il admet trois périodes. Une première est caractérisée par l'épaississement de l'endocarde et la dilatation de la paroi musculaire sans altération. Dans une seconde, il y a conversion du muscle en un tissu jaune pâle et dilatation plus marquée. A une troisième et dernière période, il y a fusion de l'endocarde au tissu sous-jacent, transformation du muscle en tissu fibreux, amincissement, dilatation extrême. Consécutivement il se dépose des caillots à l'intérieur et des adhérences extérieure-ment. La nature de l'action qui opère ces transformations est moins clairement établie. Il se range cependant à l'avis de Rokitansky et admet l'inflammation de l'endocarde et des parois comme point de départ.

Dès 1837, M. le professeur Cruveilhier avait publié plusieurs cas d'anévrysmes du cœur, soit dans son Anatomie pathologique, soit dans les Bulletins de la Société anatomique. Dans le tome II de son *Traité* (2), il leur consacre un assez long chapitre. Il commence par les distinguer des anévrysmes circonscrits, dont ils diffèrent, dit-il, par l'altération constante de leurs parois, tandis que, dans l'anévrysme non circonscrit, il n'y a point transformation du tissu.

Il en établit deux catégories : l'anévrysme *circonférentiel* comprenant la moitié ou les deux tiers inférieurs du ventricule, et le *kysteux* qui présente un collet. Voici comment il comprend leur mécanisme :

« La théorie de la formation de l'anévrysme partiel ou circonférentiel consiste dans la transformation fibreuse des parois

(1) *Edinburgh med. and surg. Journal*, oct. 1846. *Cases of partial aneurism of the heart with remarks.*

(2) *Traité d'anatomie pathol.*, t. II, p. 671 ; 1852.

du cœur, transformation qui, dans le point qu'elle occupe,
substituant une résistance passive à la résistance active du tissu
musculaire, a pour conséquence inévitable la dilatation sans
rupture, c'est-à-dire un anévrysme vrai, lequel anévrysme vrai
peut, à sa période de développement ultime, devenir un anévrysme faux. »

La même théorie lui paraît présider au mécanisme de l'anévrysme partiel kysteux, qui n'en diffère que par la circonscrip-
tion de la transformation fibreuse. Il dit à ce sujet :

« La fréquence plus grande à la pointe n'établit-elle pas que
la véritable cause de cette transformation est dans l'inégalité de
résistance originelle des divers points de cette poche?»Elle n'est
pas la conséquence obligée de l'inflammation, mais d'une irritation particulière qu'il appelle *irritation de transformation*, qui
peut succéder à l'inflammation, mais qui en est entièrement
distincte. Cette inflammation superficielle serait consécutive à la
transformation et à la dilatation.

Il n'admet pas que l'ulcération ait jamais produit une dilatation partielle.

Enfin, dans certains cas, l'anévrysme succéderait à une apoplexie du parenchyme cardiaque ; il en rapporte plusieurs
exemples.

Dans les *Archives* de Prague, de 1852, est un excellent mémoire de Dittrich (1) sur la myocardite, dans lequel il adopte les
opinions de Rokitansky et appelle plus spécialement l'attention
sur la myocardite de la cloison et les anévrysmes qui en sont la
conséquence. Ce mémoire contient vingt-trois observations intéressantes, dont neuf sont des anévrysmes de la cloison.

Forget de Strasbourg publia, en 1853, dans la *Gazette médicale*
un article intitulé : *Recherches cliniques sur l'anévrysme partiel du
cœur*. Il rapporte un cas d'anévrysme des parois qu'il fait suivre
de quelques considérations. Pour lui, l'anévrysme résulte d'une
phlegmasie aiguë ou chronique de l'endocarde et du péricarde ;
mais la condition essentielle, c'est l'altération du myocarde, car
les deux premières seraient, dit-il, insuffisantes à le produire.
Contrairement au titre qui promettait des renseignements sur la

(1) *Prager Vierteljahrschrift*, 1852.
(2) *Recherches cliniques sur l'anévr. du cœur. Gazette médic.*, 1853, p. 208.

symptomatologie de cette affection, cette note ne renferme aucune considération clinique, et l'auteur se contente de dire que tous les symptômes signalés n'ont qu'une valeur banale.

L'opinion de Mercier (1) est la même que celle du professeur de Strasbourg. Il est un de ceux qui ont contribué le plus à faire regarder la transformation fibreuse comme une suite de l'inflammation et comme une cause d'anévrysme. Dans son mémoire sur la myocardite, considérée à ce point de vue, il s'exprime ainsi :

« La cause incontestablement la plus fréquente, la seule bien démontrée, c'est l'altération simultanée de l'endocarde et du tissu musculaire, altération que je rapportais dès 1835 à un travail inflammatoire. »

Il a été amené à cette conclusion par l'examen de ce qui se passe dans l'inflammation traumatique des muscles, dans les moignons d'amputés, par exemple. Mais, si Mercier a bien vu que la myocardite chronique pouvait être le point de départ de l'anévrysme, il n'a pas connu les altérations qu'elle fait naître dans les tissus envahis.

La même année, Aran (2) fit paraître dans *l'Union médicale* une observation d'anévrysme du ventricule gauche, suivie de remarques très-intéressantes sur le diagnostic de cette affection. C'est le seul essai un peu sérieux de séméiotique qui ait été tenté jusqu'ici.

En Allemagne, Bamberger, Friedreich, Förster, parlent de l'anévrysme du cœur comme conséquence des inflammations de cet organe, mais ils n'ont guère ajouté aux travaux de Rokitansky et de Dittrich. Förster (3) cependant est entré dans une description assez détaillée de ces divers genres de lésion et en a bien suivi le développement.

En résumé, les opinions si diverses émises sur la formation des anévrysmes du cœur peuvent se réduire à un petit nombre.

Les uns, comme Breschet, Corvisart, Lobstein, les regardent comme le résultat d'une rupture incomplète.

C'est une ulcération de l'endocarde, qui est la lésion primitive pour Kreysig, Laënnec et Bouillaud.

(1) Mémoire sur la myocardite considérée comme cause d'anévrysme partiel, *Gazette méd.*, 1857.

(2) *Considérations sur le diagnostic de l'anévr. du cœur. Union médicale*, 1857, p. 479-483.

(3) *Lehrbuch der patholog. Anat.*, 6° édit.; Leipzig, 1862.

Quelques-uns admettent une altération de la membrane interne, sans en préciser la nature (Reynaud, Ollivier, les auteurs du *Compendium*).

D'autres y voient la conséquence d'un ramollissement inflammatoire ; c'est l'opinion de Dance, Chassinat, Hartmann.

Enfin, le plus grand nombre des auteurs modernes regarde l'anévrysme comme le résultat d'une transformation fibreuse des parois de nature probablement inflammatoire. A cette théorie, se rattachent Cruveilhier, Rokitansky, Craigie, Peacock, Forget, Mercier, Thurnam.

Il résulte de cet aperçu que, plus l'étude de ces lésions a fait de progrès, moins les opinions ont été exclusives, et que la plupart des auteurs ont fini par admettre les différentes causes tour à tour défendues et rejetées.

PREMIÈRE PARTIE

Les anévrysmes du cœur ne sont point des lésions ayant un développement particulier, une existence isolée; ce n'est, en quelque sorte, qu'un accident qui peut survenir dans le cours d'autres affections, mais dont la production ne leur est pas fatalement enchaînée. Aussi leur étude comprend deux parties : d'une part, la description de leurs caractères propres en tant que lésion isolée; de l'autre, l'étude des affections qui peuvent les produire et du mécanisme de cette production. La première ne peut être exacte que lorsque la seconde est connue; car la différence des caractères anatomiques s'explique souvent par la différence du développement pathologique, et c'est en se fondant sur ce dernier seulement qu'on peut espérer de constituer des groupes naturels.

C'est pourquoi je me propose de classer les anévrysmes d'après leur mode de production. Je passerai ainsi successivement en revue : l'inflammation et ses suites, les dégénérescences et les lésions accidentelles.

Mais avant d'étudier les désordres que toutes ces causes peuvent faire naître dans les tissus du cœur, il m'est nécessaire de dire quelques mots de la disposition anatomique de ces tissus.

Considérations anatomiques.

Deux éléments principaux entrent dans la texture du cœur : l'un, qui joue le rôle éminemment actif et physiologique c'est le tissu musculaire; l'autre, purement passif, qui en forme en quelque sorte la charpente et sert d'appui au premier, c'est le tissu fibreux.

Les fibres musculaires du cœur rentrent dans la classe des muscles striés, mais elles en diffèrent sous certains rapports. Elles sont généralement moins larges (elles mesurent de $0^{mm},009$

à $0^{mm},02$), présentent des stries longitudinales plus marquées que les transversales et se résolvent facilement en *sarcous elements*. Leur sarcolemme est mince; mais, sous l'action de l'acide acétique, on le fait aisément paraître et l'on peut voir alors qu'il est pourvu de noyaux. Souvent autour de ces noyaux se montrent de petits groupes de granulations graisseuses indépendantes des fibrilles, et qu'il faudrait bien se garder de confondre avec une altération graisseuse, car ils constituent un état normal. Une particularité importante à signaler et qui concourt à en faire une espèce à part, c'est la présence de noyaux à leur partie centrale. Ces noyaux se voient facilement sur une coupe transversale, après coloration par la teinture ammoniacale de carmin et addition d'acide acétique. Ces fibres diffèrent encore des autres par leur mode d'union, et c'est là un de leurs caractères les plus distinctifs. Elles s'anastamosent entre elles, se bifurquent, se divisent à leurs extrémités et forment ainsi un réseau très-serré. Il en résulte, au point de vue anatomique, une union plus intime et sous le rapport de leurs fonctions une synergie plus complète.

La charpente fibreuse est représentée par deux éléments : le tissu conjonctif et le tissu élastique, dont la proportion relative est très-variable. Voyons d'une manière générale quelle est la disposition de ces tissus dans les différents points du cœur.

Parois. Ce serait une erreur de croire que la partie charnue du cœur est exclusivement formée de muscles. Le tissu conjonctif, bien que peu apparent, n'y tient pas moins une certaine place et joue souvent un rôle important. Pour se faire, en effet, une idée exacte de la texture de ces parois, il faut se représenter les faisceaux musculaires séparés par une trame conjonctive (*périmysium*) qui s'étend entre les deux séreuses avec lesquelles elle est en connexion intime. C'est entre les mailles de ce réseau que se trouve l'élément musculaire. Quelque délicates qu'elles soient, leur existence n'est pas moins réelle et peut se révéler à certains moments par l'activité formatrice de leurs cellules. Qu'une cause irritante quelconque vienne à mettre en jeu cette activité, et l'on verra bientôt ce tissu, tout à l'heure inerte, acquérir un développement et une importance supérieurs à ceux du tissu musculaire lui-même.

Structure de l'endocarde (1). — L'endocarde est composé de quatre couches : l'épithélium, la couche connective à cellules aplaties (couche à fibres longues de Luschka), la couche élastique et la couche conjonctive, qui peut être considérée comme un épanouissement du périmysium cardiaque.

L'*épithélium* est constitué par une et quelquefois deux couches, d'après Luschka, de cellules minces, transparentes, polygonales, contenant chacune un noyau ovalaire et aplati. Ces cellules sont soudées les unes aux autres par une substance dont la composition diffère de celle de la cellule elle-même. Cette substance est mise en évidence par l'imprégnation d'argent. Soudées ainsi, les cellules épithéliales forment une membrane continue qu'on extrait par lambeaux. Elles ne reposent pas sur une membrane propre, car si celle-ci existait, elle devrait persister après la chute de l'épithélium, et on devrait la retrouver sur des coupes transversales. Cet épithélium repose donc directement sur la couche du tissu connectif à cellules aplaties.

Cette dernière couche n'a pas une épaisseur identique sur les divers points de l'endocarde. Ainsi, elle est plus épaisse sur la face inférieure des valvules auriculo-ventriculaires que sur leur face supérieure, plus épaisse sur la face artérielle des valvules sygmoïdes que sur la face ventriculaire : ce qui tiendrait, d'après Kölliker, à l'impulsion du sang plus intense ou plus continue.

Sur des coupes perpendiculaires à sa direction, pratiquées dans différents sens, elle se montre toujours avec une même disposition des éléments : des noyaux allongés, comme pointus à leurs deux extrémités, effilés, n'ayant pas tous une longueur identique : celle-ci est environ de $0^{mm},008$. Ces noyaux sont tous dirigés dans le sens de la surface et dispersés dans une substance vaguement fibrillaire, dont les stries sont parallèles au grand axe des noyaux.

Les préparations histologiques de cette couche ont été interprétées de façons très-diverses. L'opinion la plus ancienne et la plus singulière est certainement celle de Henle (2). Il voulait

(1) M. le Dr Ranvier a bien voulu m'aider et me diriger dans l'étude de cette membrane. Son savoir et son expérience histologiques bien connues sont une garantie de l'exactitude de cette description.

(2) *Anatomie génér.*, t. II, p. 26.

qu'elle fût formée par des cellules épithéliales accumulées de
telle sorte, que l'évolution de l'épithélium, au lieu de se faire
des couches profondes vers les superficielles, se fît dans le
système vasculaire en sens inverse.

Pour Luschka (1), l'épithélium vasculaire subit une desqua-
mation continue : seulement, avant de tomber, chaque cellule
subit la métamorphose graisseuse, se détruit, et ainsi sont évités
les dangers de l'introduction de cellules volumineuses dans le
courant circulatoire. Quant à la couche sous-jacente, elle serait
constituée par une séric de fibres stratifiées qu'il désigne sous le
nom de *fibres longues*, et qui contiendraient des noyaux ou en
seraient dépourvues. Il dit : « La nature de ces fibres ne m'est pas
encore bien connue. Sur plusieurs préparations, il m'a semblé
qu'elles étaient une forme des fibres élastiques qui, en se rap-
prochant de la surface libre, deviennent plus frêles et prennent
une disposition plus régulière. »

Kölliker n'a pas reconnu l'identité de l'endocarde avec la
membrane interne des vaisseaux. Il dit : « L'endocarde se compose généralement de trois couches : un épithélium, une couche
élastique et une couche mince de tissu conjonctif » (2). Pour
ce qui est relatif à la structure de la membrane interne des artères, il accepte l'opinion de Henle, et pourtant l'endocarde a
une structure presque en tout point semblable à celle de la tunique interne des autres départements vasculaires.

Il y a quelques mois, MM. Cornil et Ranvier ont présenté à la
Société micrographique le résultat de leurs études sur l'endocarde et la membrane interne des artères.

En réalité, pour ces histologistes distingués, le tissu sur lequel
repose l'épithélium de l'endocarde est constitué par des cellules
aplaties, fusiformes ou étoilées, dans lesquelles se trouvent des
noyaux également aplatis, que nous avons déjà distingués sur des
coupes perpendiculaires. Ces cellules sont séparées les unes des
autres par une substance fondamentale, résistante, fibrillaire, qui
réunit solidement les différentes cellules : telle est la raison pour
laquelle on ne peut les isoler facilement à l'état physiologique.

(1) *Das Endocardium und die Endocarditis. Virchow's Archiv*, Band. IV
p. 171.

(2) Kœlliker, *Éléments d'histologie*, p. 602.

Mais, lorsque l'influence d'un processus irritatif a déterminé la formation des plaques dites *gélatiniformes* de l'endocarde, cette substance est ramollie, et, par la dissociation, on peut obtenir assez facilement les cellules isolées. Il serait à désirer cependant qu'on pût les examiner à l'état physiologique ; mais je dois dire à cet égard que l'eau de baryte, employée par Rollett pour la dissociation de la substance fondamentale du tissu connectif, est sans action sur celle de l'endocarde.

J'ai peu de choses à ajouter sur les couches *élastique* et *conjonctive*. Leur épaisseur est variable aux différents points de l'endocarde. La couche élastique est formée de fibres élastiques dont la finesse est souvent très-grande et qui s'entremêlent çà et là de fibres conjonctives et de cellules étoilées.

La *couche conjonctive* n'appartient pas en propre, on peut dire, à l'endocarde, mais se continue avec le tissu interfibrillaire des parois. C'est elle qui est interposée entre les deux lames endocardiques des valvules.

ARTICLE PREMIER.

ANÉVRYSMES SUCCÉDANT A L'INFLAMMATION.

La cause la plus fréquente des maladies du cœur est l'inflammation. C'est là une théorie que M. le professeur Bouillaud a élevée et soutenue par ses brillants travaux, et à laquelle les faits apportent chaque jour un nouvel appui. Plus on étudie, plus on s'aperçoit que les lésions qui semblaient tout d'abord étrangères à ce mode de formation n'en sont que la conséquence. Souvent le point de départ est éloigné, souvent le lien qui relie l'altération à sa cause première semble rompu. Mais, suivez l'évolution de ces transformations pathologiques depuis leur naissance, et vous ressaisirez facilement les chaînons qui les unissent.

Il y a, en effet, dans le travail morbide qu'on appelle inflammation, deux périodes qu'il importe de séparer. La première est caractérisée par la formation d'éléments nouveaux, et la manière dont ils se forment n'est pas une des moindres découvertes de la pathologie moderne. Leur naissance n'est point en effet le fruit d'une création spéciale, d'une sorte de génération spontanée pathologique dans un blastème organique : c'est aux dépens des anciens éléments qu'ils se développent, et ceux-ci, pour les produire, reviennent à l'état embryonnaire. Ainsi, le développement pathologique se trouve ramené aux lois du développement physiologique. C'est la grande loi formulée par Jean Müller, à laquelle Virchow a donné la forme de la théorie cellulaire. Cette première phase est la période d'activité, celle qui répond véritablement au nom d'inflammation.

Dans la seconde, les éléments nouveaux s'organisent ou dégénèrent. Tantôt, en effet, l'activité formative qui leur a donné naissance n'a pas dépassé les moyens de nutrition de la partie enflammée et leur existence est assurée; tantôt, au contraire, leur abondance est telle, que leur nutrition devient insuffisante; ils dégénèrent et se détruisent. Cette seconde phase n'est plus sans doute de l'inflammation, c'est-à-dire un processus aigu et rapide; mais elle en est le résultat inévitable, et l'en séparer, serait méconnaître son origine et sa nature.

Cela n'est nulle part plus vrai et plus facile à saisir que sur le cœur. Nous allons en avoir la preuve en étudiant cette forme d'anévrysme sur laquelle Rokitansky, le premier, appela l'attention, et qu'il nomma *anévrysme aigu*. Ce nom paraît bizarre au premier aspect, mais il s'applique parfaitement à la lésion qu'il représente; car son développement, sa marche et sa terminaison se succèdent dans un court espace de temps.

Cet anévrysme peut affecter des tissus formés uniquement par l'endocarde, comme les valvules, ou par l'endocarde et le tissu musculaire à la fois, comme les parois. Dans tous les cas, le processus qui lui donna naissance est de même nature et pourrait permettre de l'étudier d'une façon générale; mais la différence de tissu et de siége entraîne dans les caractères anatomiques des modifications d'une importance assez grande pour nécessiter d'établir plusieurs formes. Aussi étudierai-je successivement : l'anévrysme valvulaire, l'anévrysme de la cloison et celui des parois.

CHAPITRE I:

ANÉVRYSMES VALVULAIRES.

Les anévrysmes valvulaires n'ont guère eu jusqu'ici le privilége d'attirer l'attention, et leur nom même est à peine connu chez nous. L'histoire de ces lésions n'est pas longue, il est vrai, et ne semble tout d'abord présenter qu'un intérêt assez restreint; mais, si l'on considère qu'elles se lient étroitement à l'endocardite, et qu'elles attaquent les valvules du cœur, on saisira immédiatement leur importance et l'intérêt qui s'attache au mécanisme de leur formation et à la gravité de leur siége.

Je ne m'occuperai point ici si le terme d'anévrysme convient bien aux lésions dont il s'agit, il y aurait peut-être là matière à discussion; mais le mot est accepté; il suffit qu'on s'entende sur ce qu'il représente (1).

Pathogénie.

Le mode suivant lequel se forme un anévrysme valvulaire est à peu près toujours le même et d'une grande simplicité; il se résume en deux mots : *ulcération* et *dilatation.*

Tant que les tissus de la valvule, bien que ramollis par l'inflammation, présentent partout la même consistance; ils résistent à l'effort du sang ou cèdent et se déchirent dans toute leur épaisseur. Mais, quand un point seul vient à s'ulcérer, la face opposée se trouve impuissante à soutenir ces chocs répétés, et pour peu que le fond de l'ulcère ait conservé une certaine solidité, il se laisse distendre. Suivons la succession des différents actes morbides qui amènent ce résultat dans les éléments du tissu valvulaire.

Un des principaux phénomènes de l'inflammation, c'est la tuméfaction. Le tissu s'épaissit, se boursoufle et prend un aspect translucide ou légèrement rosé. A quoi cela est-il dû? S'agit-il

---

(1) Je ne pense pas que le mot *hernie,* proposé par M. Cruveilhier, rendît mieux compte de cette lésion. (Voir *Bulletin de la Société anat.,* 1850, p. 239.)

Sous le nom d'*anévrysme valvulaire,* je ne décrirai que les poches formées aux dépens de la portion libre et non pas les anévrysmes des sinus de Valsalva. Ceux-ci rentrant dans les anévrysmes de l'aorte, ce n'est point le lieu d'en parler.

là d'une congestion vasculaire ? Luschka (1) a démontré, comme on le sait, la présence de petits vaisseaux dans le tissu conjonctif des valvules, et, d'après lui, le premier phénomène de l'endocardite valvulaire serait l'arrêt de la circulation dans ces vaisseaux. Ce serait là le point de départ des lésions ultérieures, le phénomène capital ; de là viendraient la rougeur, le gonflement, l'exsudat et toutes les productions consécutives ; et la couche cellulaire serait le siége unique de ces altérations premières.

Ce n'est point ainsi, d'après ce que j'ai vu, que les choses se passent. La vascularisation ne joue pas le premier rôle ; l'exsudat n'est pas le produit d'une transpiration vasculaire. Sans doute, il existe des vaisseaux dans les valvules ; mais Luschka, qui les a découverts, a voulu avec trop de prédilection leur faire jouer le premier rôle et assimiler trop complétement les valvules aux tissus vasculaires. Voit-on toujours, en effet, les vaisseaux si rouges, si congestionnés dans l'endocardite, même en se servant de la loupe ? Non sans doute, et lorsqu'ils apparaissent ainsi, ce qui est rare, ce n'est pas au début ; la plupart du temps, c'est autour d'altérations plus anciennes. Dans deux observations de M. Charcot, dont les figures ont été publiées dans la thèse de M. le Dr Ball (2), la vascularisation des valvules est très-prononcée ; mais il s'agit dans l'une d'un rhumatisme chronique, et l'autre malade avait subi plusieurs attaques précédemment. L'observation rapportée par Luschka lui-même dans son mémoire rentre dans le même cas.

Du reste, l'opinion que j'exprime ici est celle de Forster qui dit en parlant de la vascularisation : « Cette altération n'existe guère qu'autour des parties qui ont déjà subi des modifications de texture plus profondes, par suite de l'inflammation. »

Je ne puis m'empêcher à ce propos de dire que la vascularisation n'est pas le point de départ obligé de toute inflammation ; les tissus non vasculaires s'enflamment comme les autres. C'est que le phénomène principal n'est pas l'injection des vaisseaux, mais l'irritation formative et la multiplication des éléments.

Ces données établies, voici comment se produit la tuméfaction. Les éléments actifs des valvules sont, comme on le sait, les cel-

(1) *Das Endocardium und die Endocarditis. Virchow's Archiv*, Bd. IV, p. 171 ; 1852.

(2) *Du Rhumatisme viscéral.* Thèse pour l'agrégation ; Paris, 1866. Planche i.

lules du tissu conjonctif, peu abondantes à l'état normal. Dès que l'irritation survient, on les voit se distendre, augmenter de volume et proliférer. Cette prolifération a lieu par division des noyaux à l'intérieur et par scission des cellules. Les figures 2 et 3 (planche I) montrent bien ce qui se passe alors. Les éléments plasmatiques grossis perdent peu à peu leur forme étoilée, ils se gonflent, deviennent arrondis et se résolvent bientôt en une masse d'éléments plus petits, résultat de la scission de leurs noyaux. Cette prolifération est d'autant plus abondante que le processus est plus rapide et plus actif. Les éléments qui en résultent sont des corps ronds, globuleux, contenant un noyau à leur centre; noyau qu'on fait apparaître facilement par l'addition de l'acide acétique, et qui en occupe presque tout l'intérieur. Ont-ils une membrane propre, sont-ce de véritables cellules? C'est ce qu'il n'est pas facile d'apprécier; mais il est certain qu'ils ne diffèrent pas des éléments qui forment l'embryon, des éléments de tout tissu en voie de formation, ce sont en un mot des *corpuscules embryonnaires* (1).

Par suite de leur abondante prolifération, ces corps sont pressés les uns contre les autres; la matière intercellulaire, qui séparait les cellules plasmatiques, tend de plus en plus à disparaître, et il en résulte un tissu composé uniquement d'éléments globuleux, à peine retenus entre eux et glissant les uns sur les autres à la moindre pression. N'ayant pas une nutrition suffisante, ces éléments dégénèrent à la longue, et se résolvent en une masse granuleuse entremêlée de globules graisseux, véritable détritus dans lequel on ne reconnaît plus trace d'organisation à cette période avancée. Voilà ce que l'école de Vienne a appelé l'*exsudat*, et qu'elle a regardé comme un produit direct du sang. Mais pour quiconque a suivi le processus de l'endocardite depuis son début, il est évident qu'il ne s'agit pas là d'un blastème, mais bien d'éléments organisés, résultat d'une formation cellulaire.

(1) La *cellule embryonnaire* a pour caractère de n'avoir pas de membrane limitante, d'être constituée par un noyau et une masse enveloppante dont la réfringence est à peu près égale à celle du noyau, quand on examine l'élément dans un liquide neutre. Il en résulte que le noyau n'apparaît distinctement qu'après l'action prolongée de l'eau pure ou de l'action instantanée de l'acide acétique. (Communication du Dr Ranvier.)

Les phénomènes que je viens de décrire peuvent se montrer dans deux parties de la valvule; dans les couches superficielles, ou dans les couches profondes. Mais ce ne sont pas les couches profondes qui sont toujours le siége des premières modifications, ainsi que le veut Luschka. Étudions maintenant ce qui arrive dans les deux cas.

Lorsque la prolifération a porté sur les couches superficielles, l'épithélium qui les tapisse ne tarde pas à tomber, et laisse à nu les tissus de nouvelle formation. Ils tendent alors à bourgeonner, à faire saillie dans les cavités du cœur, et comme ils sont très-friables, le courant sanguin les dissocie et les balaye. Il en résulte une perte de substance, un *ulcère*. C'est alors que peut se produire l'anévrysme.

En effet, les couches profondes, bien que moins atteintes par l'inflammation, n'ont pas été sans en ressentir les effets. Le tissu élastique qui forme la limite entre elles et les couches superficielles a disparu, et avec lui une partie de leur résistance. La manière dont s'accomplit cette destruction des fibres élastiques n'est pas très-nette; on les voit seulement devenir granuleuses et disparaître (voir fig. 2 et 3, pl. I). La lame inférieure de la valvule se trouve donc seule opposée à l'effort du sang; mais sa résistance est perdue avec son élasticité; elle se laisse distendre peu à peu en une poche plus ou moins allongée.

C'est ainsi que les choses se passent quand les couches superficielles sont atteintes, quand il y a *ulcération*. Mais l'anévrysme peut encore être produit d'une autre manière. En effet, le ramollissement inflammatoire peut gagner toute l'épaisseur de la valvule en un point limité; toutes les couches participent alors à la dilatation, et on a en réalité un anévrysme *vrai*, puisqu'il n'y a pas de solution de continuité.

Un troisième mode de formation peut se présenter, c'est lorsque l'anévrysme succède à un *abcès*. Nous avons vu le ramollissement de la valvule s'opérer par la prolifération des cellules du tissu conjonctif. Cette prolifération peut occuper exclusivement les parties centrales, tandis que les deux couches externes n'y participent que fort peu. Ces parties sont plus riches en éléments cellulaires que les lames endocardiques, il en résulte une multiplication plus abondante de leurs noyaux; le processus peut s'arrêter à ce premier degré, si l'inflammation n'est pas très-vive, et il reste alors dans la valvule un noyau d'induration qui peut persister et faire saillie sur les deux faces également. Mais, pour peu qu'il y ait une certaine intensité dans les phénomènes, la prolifération s'exagère, les corpuscules embryonnaires deviennent très-nombreux ; la substance intercellulaire se liquéfie, et du pus est ainsi formé dans l'épaisseur de la valvule, où il constitue un abcès. Dans quelques cas assez rares du reste, on observe l'enkystement de l'abcès, et le pus subit alors les transformations graisseuse, caséeuse et calcaire. On pourrait, je crois, voir des exemples de ces abcès enkystés dans deux faits très-intéressants de tumeurs des valvules présentés à la Société anatomique par MM. Millard (1) et Vidal (2). Dans le premier cas, la tumeur siégeait à la valvule mitrale, elle était molle, rougeâtre, de la grosseur du pouce. Elle occupait une des valvules sygmoïdes de l'aorte sur la pièce présentée par M. Vidal, et il est dit qu'elle formait une masse compacte de fibrine et de matière crétacée, de la grosseur d'une cerise, proéminant sur les deux faces de la valvule altérée.

Mais la tendance la plus naturelle de ces abcès est de s'ouvrir, et la rupture a lieu en général du côté sur lequel le sang exerce son effort, et qui par cela même est le moins résistant. Il se fait un petit orifice, une fissure parlaquelle le pus suinte au dehors et va se mélanger au courant sanguin. Les observations d'abcès valvulaires contenant encore du pus ne sont pas communes. J'en puis cependant citer quelques-unes qui suffisent pour montrer la possibilité de leur transformation en anévrysmes.

M. Lancereaux (3) rapporte un cas d'abcès situé dans l'épaisseur de la valvule mitrale : « En raclant la matière fibrineuse qui la recouvrait, on aperçoit, dit-il, une petite tumeur du volume d'un pois, d'où s'échappe par la pression une substance légèrement blanchâtre, dans la composition de laquelle entrent de nombreuses granulations graisseuses, des globules pyoïdes et des globules de pus, munis d'un ou plusieurs noyaux. »

Dans le même mémoire se trouve une observation de M. Chal-

(1) *Bulletins de la Société anat.*, t. XXX, p. 321 ; 1853.
(2) *Idem*, t. XXIX, p. 271 ; 1854.
(3) *Gazette médic.*, 1862, p. 646.

vet, dans laquelle la lésion était plus avancée, puisque la valvule présentait une excavation assez profonde pour cacher l'extrémité d'un des doigts ; c'était là un anévrysme commençant.
Dans le voisinage existaient en outre de légères saillies mame-
lonnées, d'où s'écoulait par l'incision une matière épaisse jaunâtre.

Enfin, je serais porté à regarder comme formés de cette manière, les petits kystes de la valvule mitrale que M. le professeur
Cruveilhier (1) a figurés dans son Atlas d'anatomie pathologique,
et qu'il compare au cas de Laënnec et Fizeau. Il est probable
que dans les faits de ce genre l'introduction du pus dans le sang
a pu se faire à la longue, sans produire de troubles généraux
dangereux et que peu à peu l'ancienne cavité de l'abcès s'est
convertie en poche anévrysmatique.

Ainsi, pour résumer ce qui précède, l'anévrysme valvulaire
peut succéder à une ulcération, à un ramollissement partiel, à
un abcès. Ce sont là trois phases plus ou moins avancées d'un
même processus. Ce processus consiste dans la multiplication
des éléments conjonctifs de la valvule, leur retour à l'état embryonnaire, la disparition de la matière intercellulaire et du
tissu élastique. Ces altérations une fois établies, le reste est facile
à comprendre ; c'est le sang qui, pénétrant dans la cavité, ou
poussant devant lui le point malade, amène la formation d'une
poche et devient désormais le seul agent de la dilatation. Cette
action du sang se trouve encore parfois augmentée par la présence d'obstacles aux autres orifices. C'est ainsi qu'un rétrécissement aortique amène, on le comprend, une plus grande pression du côté de la valvule mitrale ; il en serait de même dans
les cavités droites pour un rétrécissement de l'orifice pulmonaire.
Mais il faudrait se garder de voir dans cette disposition la
seule cause de l'anévrysme, alors qu'elle n'est qu'une circonstance adjuvante.

Je dois dire ici quelques mots d'une autre variété d'anévrysme
valvulaire signalée par Thurnam, Rokitansky et Förster. Dans
cette forme il n'y a qu'un simple enfoncement de la valvule dont

(1) *Anatomie patholog.*, 28ᵉ livrais., pl. v.

les tissus sont restés sains. Pour Förster son mode de formation n'est pas bien connu ; il me semble que, dans tous les cas, il s'agit là d'une action purement mécanique. Il faut remarquer d'abord que ces dilatations s'observent sur les valvules du cœur droit, presque exclusivement ; leur minceur est une cause prédisposante qui favorise la distension, tandis que dans le cœur gauche l'inflammation en est presque toujours le point de départ.

Les conditions qui peuvent les produire sont assez variées. — Thurnam dit en avoir observé un exemple sur une des valvules aortiques, et il l'attribue dans ce cas particulier à l'absence congénitale de l'une des trois valvules (1) ; on comprend que cette cause pourrait être invoquée, mais chez le malade en question il y avait des antécédents et des signes qui permettaient de rapporter la lésion bien plutôt à l'endocardite.

La perforation de la cloison peut aussi amener la formation de poches anévrysmales dans la valvule tricuspide. Deux cas très-curieux de ce genre ont été publiés par Thurnam (2) et J. Pereira (3) (voir aux obs.). Dans cette condition, le sang lancé par le ventricule gauche, vient heurter à chaque systole les battants de la tricuspide placés vis-à-vis de la perforation et les distendent à la longue.

Quelquefois les valvules artérielles sont dilatées uniformément, de manière à former un petit sac hémisphérique. — Rokitansky l'a observé sur les trois valvules de l'artère pulmonaire ; Sims (4) en rapporte un cas dans les *Medico-chirurgical Transactions ;* et je dois à mon excellent ami et collègue Liouville la communication d'un fait analogue, dans lequel les trois sygmoïdes pulmonaires, très-épaissies étaient distendues en masse.

Enfin, dans d'autres cas, il n'y a qu'une petite cavité pouvant contenir un grain de plomb, un pois. La valvule est en général épaissie autour de cette dépression tandis qu'à ce niveau le tissu mince et peu résistant a cédé. — Comme on le voit, dans tous ces cas, il s'agit d'une distension mécanique, dont le mode de formation est facile à saisir.

---

(1) Thurnam, *Medico-chirurg. Transact.*, t. XXI, obs. 11.
(2) *Loc. cit.*, obs. 10.
(3) *London medical Gazette*, oct. 1845.
(4) *Medico-chirurg. Transact.*, 1835, p. 401.

Caractères anatomiques.

Fréquence. — L'anévrysme valvulaire est une lésion moins rare qu'on ne serait tenté de le croire d'après le petit nombre d'observations publiées sous ce titre. Si ce nombre est aussi restreint, cela tient à ce que la lésion a passé le plus souvent inaperçue, ou, n'étant pas rapportée à sa véritable cause, a été confondue avec des altérations tout à fait différentes, comme les concrétions sanguines, les polypes, les végétations. Conséquence de l'endocardite, l'anévrysme n'a pu être connu, tant que l'histoire de cette maladie n'était pas faite, et l'on sait qu'elle ne date pas de loin. Cela suffit pour expliquer comment il a passé à peu près inaperçu jusqu'ici.

Siége. — Dire que l'endocardite en est le point de départ, c'est annoncer qu'il ne se rencontre guère que sur le ventricule gauche, et en effet c'est là son siége à peu près exclusif. On a bien signalé dans les cavités droites des dilatations particulières dont j'ai déjà parlé; mais elles reconnaissent une toute autre origine et présentent des caractères anatomiques différents. Aussi peut-on dire que, considéré comme le résultat de l'inflammation, l'anévrysme valvulaire ne se rencontre que sur les sygmoïdes aortiques et la mitrale.

Un de ces orifices en est-il plus fréquemment atteint que l'autre? Il est difficile de le dire d'après un nombre aussi restreint d'observations. La mitrale y semble cependant plus sujette. Ainsi, sur 23 observations que j'ai rassemblées, 16 fois l'anévrysme occupait cette valvule, et 7 fois seulement les sygmoïdes aortiques.

Nombre. — Le plus souvent on ne rencontre qu'un anévrysme valvulaire bien développé et d'une certaine grosseur, mais il est fréquent d'en voir sur les valvules voisines de plus petits et à un degré moins avancé. On peut aussi en trouver sur chacune des valvules sygmoïdes à la fois, comme on en voit un bel exemple sur un dessin de M. Charcot, publié dans la thèse d'agrégation de M. Martineau (1).

(1) *Des Endocardites.* Thèse pour l'agrégation ; Paris, 1866.

Forme. — La forme de ces anévrysmes est variable. Ils sont en général globuleux, arrondis ou bien allongés en sacs cylindriques. Dans le premier cas, ils ont une forme hémisphérique que M. Bouillaud a comparée très-heureusement à un nid d'hirondelle ; ils sont alors sessiles et accolés à la face ventriculaire de la valvule. Quelquefois ils ont l'aspect d'une framboise ; leur surface est grenue et lobulée.

Dans la seconde forme, ils sont ordinairement dilatés à leur partie terminale et rétrécis à leur point d'implantation, de manière à présenter un pédicule ; ils ressemblent alors à des pendants d'oreilles.

Leurs dimensions sont variables comme leur forme. Il en est beaucoup qui ne dépassent pas la grosseur d'une tête d'épingle ; d'autres atteignent le volume d'une noisette. On en aurait vu, d'après Rokitansky et Förster, de la grosseur d'un œuf de pigeon. Une figure du Mémoire de Thurnam représente un anévrysme de la mitrale qui atteint ce volume.

Il est une loi constante qui préside à la direction de ces poches et qui s'est jusqu'ici confirmée dans tous les cas : c'est que l'orifice est toujours tourné du côté sur lequel le sang exerce son effort, tandis que la poche se développe sur la face opposée. Ainsi, pour les sygmoïdes aortiques, le sac proémine dans le ventricule et l'orifice regarde le vaisseau ; pour la mitrale, la poche fait saillie dans l'oreillette, et l'orifice siége à la face ventriculaire. La raison en est toute naturelle ; les tissus ramollis de la valvule obéissent à l'impulsion du sang et se laissent distendre dans le sens de l'ondée sanguine qui vient les frapper.

L'orifice de ces diverticules est en général étroit ; tantôt il est lisse et arrondi, tantôt à bords irréguliers et couverts de végétations. Quelquefois, cependant, il est aussi large que le fond de la poche, qui forme alors une dépression en dé à coudre ; cela s'observe surtout à la valvule mitrale. Outre cet orifice d'entrée, l'anévrysme présente souvent au fond de sa cavité une ou plusieurs petites ouvertures à bords frangés, qui sont le résultat de sa rupture ; cette terminaison est, en effet, la plus fréquente.

Les parois sont plus ou moins épaisses. Leur consistance est molle, lorsque l'anévrysme est de date récente ; elle est résistante, au contraire, lorsque la période inflammatoire est passée. On les trouve en général formées de deux couches : l'une, plus interne, appartient aux tissus anciens de la valvule, modifiés par l'inflammation ; l'autre, externe, est une couche de fibrine qui recouvre les premiers et se mêle avec leurs débris pour former des végétations à la surface.

Leur intérieur est souvent vide, surtout quand l'orifice est large. On y trouve, dans le cas contraire, des caillots récents et plus rarement des couches de fibrine stratifiées.

Lésions concomitantes. — Ces anévrysmes s'accompagnent toujours de certaines lésions caractéristiques, suite inévitable de l'endocardite qui leur a donné naissance ; ce sont : la tuméfaction des valvules, leur état villeux, d'ordinaire très-prononcé ; des végétations sur l'endocarde voisin ; enfin des ulcérations plus ou moins profondes et souvent des déchirures dans les points ramollis. Il n'est pas rare de voir au-dessous d'une valvule sygmoïde anévrysmatique de petits foyers inflammatoires qui siégent ordinairement dans la cloison, et dont l'ouverture peut amener un anévrysme du septum ; ce sont deux lésions qui se rencontrent assez fréquemment ensemble.

Enfin il arrive quelquefois que l'anévrysme ne reste pas borné à la valvule, mais que, décollant ses lames, il se creuse un prolongement dans la substance du cœur. Je citerai comme exemples les faits de Ogle, Peacock et Leroy, rapportés plus loin.

Diagnostic anatomique. — La réunion de ces caractères forme donc un ensemble assez uni, assez intime pour qu'il soit possible aujourd'hui de reconnaître un anévrysme valvulaire, et de le rapporter à sa véritable cause. Mais il n'en a pas toujours été ainsi, et l'on voit encore tous les jours ces anévrysmes méconnus et pris pour les altérations les plus diverses.

Celles avec lesquelles on les confond le plus souvent sont les polypes, les caillots et les végétations. C'est ainsi que M. Bouillaud, dans une observation rapportée plus loin (voir p. 45), regarde un anévrysme de la valvule sygmoïde comme « un caillot ancien sollicité par l'inflammation valvulaire, comme une espèce de chou-fleur fibrineux. »

Rien ne se ressemble plus, en effet, au premier abord. Il est pourtant facile de les distinguer, car les premiers sont creux et pourvus d'un orifice, tandis que les végétations sont pleines et formées d'un tissu mou et friable.

Ils ont été regardés, dans certains cas, comme le résultat d'une rupture de la valvule ; méprise explicable, lorsque l'anévrysme s'est rompu. Telle est l'opinion de Laënnec et Fizeau dans l'observation qu'ils ont rapportée ; telle est aussi celle de M. Bouillaud qui classe ce fait dans les ruptures du cœur. Mais il existait ici des traces manifestes d'une endocardite ancienne, qui explique bien mieux l'origine de la lésion que ne peut le faire une rupture spontanée. On conçoit, en effet, lorsque la poche anévrysmale s'est rompue et que ses bords se sont recouverts de végétations, qu'on puisse prendre la perte de substance pour une déchirure ; mais certaines particularités permettent néanmoins de les distinguer. En effet, les ruptures des valvules siégent sur leurs bords libres, tandis que les perforations en occupent le centre, sont entourées de lambeaux d'endocarde recouverts de fibrine, et que le tissu de leur bord est épaissi. Toutes ces altérations indiquent une inflammation antérieure.

Dans d'autres cas, on a vu dans ces perforations de la valvule l'effet d'une véritable gangrène. Ainsi, M. Bouillaud rapporte un cas d'endocardite avec ulcération et perforation d'une sygmoïde aortique, comme un exemple d'endocardite gangréneuse. Dans cette observation (*Traité des maladies du cœur*, t. II, obs. 87, p. 87), il est dit que deux des sygmoïdes sont ulcérées, molles, friables, d'un gris sale, avec destruction irrégulière, se cassant au moindre effort; l'une d'elles est perforée à son centre. L'auteur de l'observation, M. le D' Gigon, ajoute : « Tout dans l'aspect de ces deux valvules rappelle parfaitement une gangrène, celle de la peau, par exemple, avec son aréole de délimitation. » Il ne s'agit point là, comme on le voit, d'une affection gangréneuse, mais bien d'une endocardite ulcéreuse simplement.

Mais on a donné de ces lésions des interprétations beaucoup plus éloignées de leur véritable nature. Il existe en effet plusieurs observations avec ce titre : *cancer des valvules ;* et sous ce nom il s'agit de simples végétations ou d'anévrysmes valvulaires. Je ne puis m'empêcher de rapporter la suivante, publiée en 1842, dans le journal *l'Expérience*, par M. Payan (1), et dans laquelle les caractères de l'endocardite sont si bien exposés.

Il s'agit d'un militaire qui entra à l'hôpital, atteint d'un rhumatisme de l'articulation tibio-tarsienne gauche. Bientôt il présenta des symptômes graves du côté du cœur, de la dyspnée, des accès de suffocation et un état d'anxiété très-grand. La main appliquée sur la région du cœur ressentait un frémissement léger, et l'auscultation faisait reconnaître un bruit de râpe. Pouls petit, dur, irrégulier, tumultueux. Il expira trente-sept jours après son entrée. Voici ce que l'auteur dit des lésions cardiaques : « Il y avait, en effet, une des valvules de la grande artère, celle qui correspond à la naissance de l'artère cardiaque postérieure, qui était toute désorganisée. Elle avait au moins quatre fois plus d'épaisseur que dans l'état ordinaire, et elle était transformée en un tissu mou, inégal, bosselé, qui n'offrait rien d'analogue au tissu valvulaire. Par un léger effort, cette valvule se déchira par le milieu, et les bords de la déchirure laissèrent apercevoir un tissu vraiment dégénéré, friable, d'aspect rouge-jaunâtre, à saillies renversées, et qu'on ne pouvait s'empêcher de regarder comme cancéreux. Et non-seulement toute cette valvule était envahie par le mal, mais encore la voisine commençait à être affectée. En outre, derrière la valvule cancéreuse était une ulcération déjà profonde, qui avait l'étendue d'une pièce de 50 centimes, véritable ulcération rongeante, à surface tout à fait inégale, où l'œil pouvait remarquer aisément cet aspect végétatif qu'on voit souvent dans les affections cancéreuses. »

Il faut probablement ranger dans la même catégorie une observation de cancer de la valvule mitrale, publiée en 1847 par le Dr Prescott Hewett (2). Aujourd'hui, il ne serait plus nécessaire de donner les signes distinctifs du cancer et de l'endocardite. Il ne viendrait à personne l'idée de les confondre.

Dans certains cas enfin, on a rapporté à la syphilis ces altérations des valvules. Il faut se demander d'abord si cette maladie peut donner lieu à des végétations valvulaires, productions dont

(1) Journal *l'Expérience*, t. IX, p. 140 ; 1842.
(2) *Médic. chirurg. Transact.*, 1847, et *Union médic.*, 1re série, t. II, p. 133.

la forme rappelle si bien celle des végétations syphilitiques, que cette comparaison a été employée par tous les auteurs qui les ont décrites.

C'est Sénac, un des premiers, qui a regardé la syphilis comme pouvant produire des ulcérations, des fongosités sur les valvules du cœur. Cette opinion fut émise de nouveau par Corvisart, mais toutefois avec un certain doute. M. Julia (de Cazères) (1), dans un article publié en 1845, affirme, avec la plus grande conviction, que les végétations valvulaires ne reconnaissent pas d'autres causes que la syphilis. Malheureusement pour sa théorie, les huit observations sur lesquelles il s'appuie sont loin de le prouver. En effet, 3 de ses malades avaient été atteints antérieurement de rhumatisme; 3 n'ont donné aucun renseignement, et, dans un cas, il n'y avait aucun motif sérieux de soupçonner la syphilis.

Quant à Virchow et à ceux qui admettent comme lui une endocardite syphilitique, ils ne disent pas que les végétations se développent sur les valvules comme sur le gland, ils les regardent plutôt comme le résultat de l'irritation. Il y a encore un doute à émettre, puisqu'aujourd'hui on ne regarde pas les végétations des organes génitaux comme le résultat de la syphilis.

Terminaison. — La terminaison la plus naturelle et la plus commune des anévrysmes valvulaires est la rupture. Un tissu ainsi ramolli par l'inflammation ne peut longtemps résister au choc du sang; il finit tôt ou tard par céder, et la valvule est perforée. Tantôt c'est un simple pertuis ou une fente au sommet de la partie proéminente; il peut y en avoir un seul (Laënnec, Corrigan) ou bien deux (Andrew, Bouillaud), ou même trois, comme dans l'observation IX de Thurnam. Tantôt la déchirure est plus étendue; le fond de la cavité est entièrement détruit, et la poche convertie en un canal, ou bien l'anévrysme est fendu dans toute sa longueur, et ses lambeaux devenant le siége d'un dépôt consécutif de fibrine forment autour de la perforation des espèces de stalactites qui pendent dans l'orifice malade.

L'anévrysme peut encore se rompre d'une autre manière et cela

____

(1) *Gazette médic.* 1845, n° 52

s'observe à la valvule mitrale surtout. Une partie de sa base se déchire au point d'implantation, tandis que le fond reste intact. Il faut, je crois, en voir des exemples dans les observations rapportées par les Drs John Ogle et Prescott Hewett, bien que ces auteurs considèrent la poche ainsi détachée en partie comme un caillot creux qui serait venu adhérer aux bords de la perforation pour en fermer l'ouverture. Malgré les arguments de ces observateurs distingués, je crois qu'il s'agit plutôt ici d'un anévrysme, et qu'un caillot n'aurait pas eu la force de résister au choc du sang très-énergique en ce point. Voici, du reste, ces deux observations :

OBSERVATION I. — *Anévrysme de la valvule mitrale*. (John Ogle, *Transact. Soc. path.* London, vol. IX, 1858, p. 117, pl. v, fig. 2.) — La perforation, qui avait le volume d'un pois, était d'une forme ovale assez irrégulière, circonscrite par des bords rugueux auxquels adhéraient une ou deux masses fibrineuses. La poche dans laquelle elle conduisait pouvait contenir un gros pois ; sa surface interne était inégale et doublée par un caillot. Les parois étaient épaisses et présentaient une surface lisse du côté de l'oreillette gauche. La portion qui formait le sommet de la poche était un peu affaissée, comme si elle avait été comprimée. Les bords de la poche correspondaient si exactement à ceux de la perforation du côté de l'oreillette, que cette poche avait l'aspect d'un couvercle adapté à l'ouverture. L'endocarde de l'oreillette, autour de ce sac, n'était épaissi ni recouvert par aucun espèce de dépôt ; mais, dans le ventricule autour de l'orifice, cette membrane était rugueuse et très-épaisse. En outre, dans un autre point du ventricule, un peu au-dessous et à gauche de la perforation de la valvule, l'endocarde était rugueux et présentait une petite excavation ulcéreuse.

Deux ou trois végétations fibrineuses jaunâtres à la face ventriculaire des sygmoïdes aortiques, mais sans rétrécissement ni insuffisance. L'aorte à partir de son origine était très-dilatée et très-athéromateuse. Parois du ventricule gauche légèrement épaissies.

Cette pièce venait du cadavre d'un homme mort d'une maladie de vessie et d'un abcès du rein, suite d'un rétrécissement uréthral. Elle avait été donnée par M. Cæsar Hawkins au musée de Saint-Georges' Hospital.

OBS. II.— *Préparations montrant des anévrysmes de la valvule mitrale.* (Prescott Hewett, *Trans. of pathol. Societ.* London, vol. III, 1850, p. 78.) — Dans la troisième préparation, la seule de ce genre qu'eût rencontrée M. Hewett, la lame antérieure de la valvule mitrale, vers le centre, présentait sur sa surface ventriculaire, une ouverture de la largeur d'un pois, ayant des bords parfaitement arrondis. Elle conduisait dans une cavité qui paraissait au premier abord être une petite poche anévrysmale faisant saillie du côté de l'oreillette. Cependant, en l'examinant avec plus d'attention, on trouva que cette apparence était produite par un caillot adhérent aux bords de la perforation valvulaire, et dont le centre était occupé dans presque toute sa longueur par une petite cavité. Un côté de ce caillot se détachait facilement de l'ouverture et en rendait la nature évidente. La valvule mitrale était saine d'autre part. Le cœur était dilaté ; son tissu musculaire atrophié, flasque, se laissait déchirer sans effort.

Cette pièce venait d'un homme âgé qui mourut d'une méningite aiguë et n'avait jamais présenté de symptômes cardiaques.

Ces anévrysmes peuvent-ils passer à l'état chronique et persister longtemps après l'inflammation qui les a produits ? Le fait n'est pas très-rare. Ce mode de terminaison semble plus commun à la valvule mitrale, dont les lames plus épaisses se prêtent sans doute mieux à la résistance, et dont l'orifice plus large est moins facilement oblitéré. Je citerai comme exemple le cas de Thurnam (obs. IX, fig. 4) dans lequel l'anévrysme était de la grosseur d'une noix, celui du Dr Andrew, dans lequel la poche était remplie de caillots fibrineux, et celui de Morand, où elle commençait à se calcifier.

Quant aux anévrysmes sygmoïdes, je doute qu'ils puissent persister longtemps et passer à l'état chronique, comme les précédents. Ils entraînent de graves désordres, soit localement, soit dans la circulation générale, et amènent trop tôt la mort pour pouvoir se consolider.

Conséquences. — Les conséquences de l'anévrysme valvulaire sont faciles à prévoir et présentent une grande gravité. Outre les phénomènes généraux auxquels il expose particulièrement, il produit comme altérations locales l'Insuffisance et le Rétrécissement. Presque toujours, ces deux conditions s'accompagnent, car la tumeur qui rétrécit l'orifice valvulaire l'empêche en même temps de se fermer et de s'opposer au retour du sang. Plus tard, lorsque la rupture de l'anévrysme s'est produite, le rétrécissement cesse, et il ne reste plus que l'insuffisance ; car alors une nouvelle communication s'est faite entre les deux cavités voisines au moyen de la perforation, et le sang passe librement par cette ouverture.

Observations.

Obs. III. — *Anévrysme commençant de la valvule mitrale.*

Je dois le fait suivant à l'obligeance de mon collègue et ami, M. Se-railler. Il a été trouvé à l'autopsie d'une femme morte à l'hôpital Saint-Antoine et sur la maladie de laquelle on n'a pas eu malheureusement de détails.

Le cœur est légèrement hypertrophié. En ouvrant le ventricule gauche, on aperçoit sur les valvules des altérations remarquables.

Les trois sygmoïdes aortiques sont couvertes de végétations. La postérieure, qui est la moins malade, présente, au niveau du tubercule d'Arantius, un bouquet de villosités développées sur le bord externe. La droite et la gauche sont plus altérées. Leur bord libre en entier et une grande partie de leur face ventriculaire sont couverts de végétations plus ou moins épaisses, les unes en forme de crêtes, d'autres filiformes, très-allongées, atteignant jusqu'à 1 centimètre et demi de longueur et flottant au milieu de l'orifice. Quelques-unes contiennent des masses blanches caséeuses formées de matière grasse. Il résultait de ces altérations que l'orifice aortique était rétréci et insuffisant.

Sur la valvule mitrale, on remarque un anévrysme commençant. Elle présente, en effet, sur le côté ventriculaire de sa valve droite, une surface de 1 centimètre carré environ, ulcérée, à bords inégaux, rugueux et saillants. Cette ulcération forme l'orifice d'une petite dépression en doigt de gant dont le fond fait saillie sur la face auriculaire. Cette cavité qui peut contenir un pois ne renferme pas de sang coagulé ; elle est complétement vide. Autour, le tissu de la valvule est rouge et épaissi à une certaine distance.

Les tendons des muscles papillaires qui se rendent à cette valve sont triplés de volume et présentent quelques renflements noduleux, surtout à leurs points d'insertion.

L'autre valve est saine. L'endocarde est normal sur les autres points, ainsi que le tissu musculaire. Il en est de même du cœur droit.

Examen microscopique. — Des coupes pratiquées à travers la valvule et passant par le milieu de la poche donnent l'aspect représenté Pl. I, fig. 1. On voit à ce faible grossissement que les couches superficielles du côté du ventricule ont subi un ramollissement inflammatoire, par suite de la prolifération de leurs éléments, qu'elles ont cédé, et que les couches de l'endocarde auriculaire se sont laissées distendre. Si on les regarde à un plus fort grossissement, on peut suivre la série des transformations (Voir pl. I, fig. 2 et 3.) On voit dans la fig. 2 les couches superficielles commençant à devenir malades ; cette coupe est prise dans un point de la valvule voisin de l'anévrysme. Les éléments cellulaires sont en voie de prolifération et la couche élastique sous-jacente passe à l'état granuleux. Dans la fig. 3, on voit la prolifération arrivée à son summum, la matière intercellulaire très-réduite et la couche élastique presque entièrement détruite. Cette coupe correspond à la face interne

e l'anévrysme ; à l'état frais, celle-ci était recouverte d'une mince
couche de fibrine qui n'est pas figurée. Comme on le voit, le ramollissement a donc son siége principal dans les couches superficielles et
va en diminuant vers les couches profondes. A une certaine distance
de l'anévrysme même, la couche lamelleuse de la valvule seule présente
des éléments proliférés.

Obs. IV. — *Endocardite aiguë ; anévrysme de la valvule mitrale, em-
piétant sur la paroi gauche du ventricule et s'ouvrant à la fois dans
le ventricule et dans le sinus de Valsalva de la sygmoïde postérieure ;
Infarctus de la rate, du foie ; Embolie de l'artère humérale gauche et
de l'iliaque droite.* (Communiquée par mon collègue et ami Leroy, interne des hôpitaux.)

La femme Crochet, âgée de 32 ans, entre à l'hôpital de la Pitié,
le 20 juillet 1866 ; elle est couchée au n° 34 de la salle Sainte-Marthe.
Depuis les premiers jours de ce mois, la malade a des battements de
cœur qui l'incommodent beaucoup. Le 5, une perte de connaissance de
peu de durée l'obligea de s'aliter. Le médecin, appelé le lendemain, constata quelques signes d'embarras gastrique : anorexie, dégoût pour les
aliments, bouche amère, langue sale, céphalalgie ; pouls régulier, à 80 pulsations.

La malade accusait un sentiment de chaleur à l'épigastre et des douleurs
vagues dans les membres. Un vomitif ne produisit aucune amélioration ;
un vésicatoire fut appliqué à l'épigastre et n'amena aucun soulagement.
Les douleurs persistaient dans les membres inférieurs, et, vers le 17 juillet,
se changeaient en fourmillements. En même temps, l'oppression, d'abord
faible, augmentait ; et le 20 juillet, la malade croyant qu'elle allait étouffer se fait porter à l'hôpital. Le pouls exploré du côté droit (côté du bord
du lit) avait toujours été régulier. Cette femme abusait des boissons al-
cooliques (1).

Lors de son entrée à l'hôpital, elle nous donna les renseignements suivants : D'une bonne santé habituelle, elle n'a jamais eu d'autre affection
qu'une pneumonie du côté gauche, il y a déjà longtemps. Rien à noter du
côté de la menstruation. La malade insiste sur les crampes qu'elle a eues
dans les mollets. Rien de particulier au point de vue de l'hérédité.

La malade est assise sur son lit, le corps fléchi en avant et paraît en
proie à une grande suffocation. La respiration est anxieuse, fréquente ; le
visage cyanosé exprime la douleur ; les yeux sont enfoncés dans les or-
bites et entourés d'un cercle bleuâtre. Les conjonctives sont jaunes ; la
langue humide. Douleur vive à la région précordiale, s'irradiant du côté
gauche en arrière. L'auscultation du poumon n'indique rien d'anormal. La
percussion montre que le cœur a ses dimensions habituelles ; à l'auscultation, les battements ne sont pas nettement perçus ; on entend un bruit

(1) Ces renseignements nous ont été donnés par le Dr Salone, médecin de la
malade.

de souffle très-marqué au second temps et à la base. Le ventre est souple et douloureux ; diarrhée.

On ne peut sentir les battements artériels dans le bras gauche (radiale, cubitale, humérale) ; mais on les trouve à la sous-clavière. Le bras gauche a une température inférieure à celle du bras droit et du reste du corps ; la sensibilité y est conservée, les mouvements y ont reparu.

Du côté droit, le pouls est fort, vibrant sous le doigt, 84 pulsations. Le membre abdominal droit a subi un abaissement de température, mais moins prononcé que pour le bras gauche ; la sensibilité y est normale ; plus de mouvements. Les extrémités sont cyanosés et froides. La peau est moite.

M. Gallard, considérant les antécédents de la malade, les troubles de la circulation cardiaque et l'absence de pouls au bras gauche et à la cuisse droite, pose le diagnostic suivant : Concrétions fibrineuses déposées sur les valvules aortiques, empêchant l'occlusion parfaite de ces valvules, avec oblitération embolique de l'artère humérale et de la fémorale.

Traitement. — Potion de Todd avec 80 grammes d'eau-de-vie ; sinapismes.

24 juillet. Même signes, mais plus marqués. La main est froide. Mort à deux heures du soir.

Autopsie, le 23 juillet à neuf heures du matin.

Le cerveau est peu consistant et congestionné.

Les poumons congestionnés laissent écouler à la coupe beaucoup de sang noir. Pas de caillots dans l'artère pulmonaire.

Cœur. Dans le péricarde, un peu de liquide légèrement trouble ; pas de fausses membranes ; le feuillet pariétal est sain ; sur le feuillet viscéral, faible pointillé.

Le ventricule gauche contient peu de sang. Les valvules aortiques sont altérées sur leur face ventriculaire, et sur deux d'entre elles on remarque des végétations verruqueuses. Mais la troisième, voisine de l'orifice auriculo-ventriculaire gauche, est perforée irrégulièrement à son union avec la paroi aortique ; la perforation a 3 millimètres de largeur, ses bords sont granuleux ; d'ailleurs toute la face inférieure de cette valvule est couverte de végétations. Si on introduit un stylet par l'ouverture pathologique, on est conduit dans un diverticule que nous allons étudier bientôt. A quelques millimètres au-dessous de la valvule aortique, se trouve un orifice anormal de 4 millimètres de diamètre, très-irrégulier, dont les bords sont chargés de petites végétations. Un stylet introduit de ce côté pénètre aussi dans une cavité anfractueuse qui paraît descendre dans l'épaisseur de la lame antérieure de la valvule auriculo-ventriculaire gauche. Si nous examinons la face de la valvule qui regarde l'oreillette, nous trouvons à 8 millimètres au-dessus de l'entre-croisement des tendons une saillie verruqueuse qui en certains points n'est plus recouverte par le feuillet séreux du cœur. Cette végétation a 1 centimètre carré d'étendue et dépasse de 6 millimètres sa surface valvulaire voisine. Sur le bord libre de la valvule auriculo-ventriculaire, léger feston verruqueux.

On agrandit avec des ciseaux la perforation située au-dessous de la valvule aortique ; on pénètre dans une cavité d'où s'écoule un liquide d'aspect purulent, entraînant des granulations qui paraissent fibrineuses. La cavité pourrait loger une noisette, mais elle est en partie comblée par des concrétions fibrineuses très-adhérentes à ses parois et la divisant en plusieurs alvéoles. On peut alors étudier l'étendue du diverticule. En bas, il est limité par une portion de la mitrale restée saine ; en haut, il remonte jusqu'au bord supérieur de la valvule aortique malade dont la perforation conduit dans sa cavité. Si avec un stylet on cherche à traverser la verrue qui fait saillie dans l'oreillette, on y arrive facilement. Cet anévrysme a décollé les deux lames de la mitrale, et du côté gauche il se prolonge jusque dans le tissu du cœur, où il a creusé une petite cavité pouvant admettre l'extrémité d'un doigt et communiquant avec celle de la valvule.

Dans le cœur droit, quelque végétations miliaires sur le bord auriculaire de la valvule tricuspide, au point qui correspond à la limite droite de la cavité anormale ; en ce point, rougeur violacée. Caillots noirs dans le ventricule droit.

Dans le *foie*, sur la face convexe, non loin du bord tranchant, plaque noire, grande comme une pièce de 5 francs, et légèrement déprimée ; à la coupe, tissu noir semé de quelques points jaunes sur l'épaisseur de 1 cent.; sa consistance est augmentée en ce point.

Dans le *rein droit*, en des points nombreux, altération granuleuse. Ces points sont jaunâtres ; le reste de l'organe est moins consistant ainsi que le rein du côté opposé.

Dans la *rate*, en trois endroits différents, séparés par du tissu sain, infarctus visible à la surface de l'organe, teinte jaune rougeâtre et légère saillie du tissu malade ; autour, ligne noire ecchymotique. A la coupe, l'ulcération occupe une grande partie de l'épaisseur de l'organe ; son tissu est plus ferme que les parties saines. A la partie supérieure, infarctus du volume d'un œuf ; les deux autres sont gros comme des noix.

Rien dans les intestins et l'utérus.

Dans l'*artère humérale gauche*, à 2 centimètres au delà de l'humérale profonde, à 1 centimètre de l'orifice de deux petites artérioles, caillot noir, cylindrique, consistant, adhérent en certains points aux parois de l'artère, de 2 centimètres, et se continuant sur l'étendue de 3 autres centimètres par un prolongement ramolli pseudo-purulent. Plus loin, le calibre de l'artère se rétrécit subitement, et on n'y trouve pas de sang. Ce détritus est composé de fibrine granuleuse sans globules de pus. Le caillot se termine brusquement du côté du cœur, et là il adhère solidement à la tunique séreuse, qui en ce point est dépolie. Rien dans les urines et le tissu cellulaire voisin.

Au moment où l'iliaque primitive droite se divise, on aperçoit sur les artères intactes une coloration noire qui se continue dans l'iliaque externe, dans l'étendue de 10 centimètres. L'artère est cylindrique, dure au tou-

cher; au-dessus et au-dessous, elle est aplatie et flasque. Si on ouvre l'i-
liaque externe, on trouve un caillot noir, dur, légèrement adhérent à la
séreuse qui est dépolie et injectée; tandis qu'au-dessus et au-dessous, elle
est brillante et jaunâtre. Le caillot a la forme de l'artère; il n'est pas re-
plié sur lui-même ni contourné; il remplit le vaisseau; il se termine
brusquement en bas, mais on aperçoit un prolongement filiforme qui semble le continuer. En haut, il est volumineux, coupé par une section nette
et oblique en dedans du côté de l'iliaque interne; en effet, on trouve
dans ce dernier vaisseau, un prolongement long de 1 centimètre uni au
caillot de l'iliaque externe; de sorte que, réunis, ils forment un angle à
sinus inférieur à cheval sur la bifurcation de l'iliaque primitive. Le calibre de l'iliaque externe est rétréci au-dessous du caillot et vide de
sang. Au centre du caillot, concrétions fibrineuses blanchâtres.

Dans les artères, sang fluide et noir; dans les veines sang noir et spu-
meux.

En résumé, on voit dans cette observation un anévrysme développé dans l'épaisseur de la mitrale, dont il a écarté les deux
lames, qui s'est ouvert d'une part dans le sinus de la valvule
sygmoïde postérieure, et, d'autre part, s'est creusé un prolongement dans le tissu cardiaque. Les débris de cette poche, empor-
tés par le sang, ont déterminé des infarctus dans la rate, le foie,
et des embolies, dans l'humérale gauche et l'artère iliaque droite.

Obs. V. — *Petit anévrysme du ventricule gauche et de la valvule mitrale*
(Peacock, *Transact. pathol. Soc.*, fév. 1852, p. 285). — Cette pièce fut
communiquée au Dr Peacock par le Dr Thurnam. Elle venait d'un malade
de l'asile du comté de Witshire, homme de 60 ans, d'habitudes intempé-
rantes et qui mourut de pneumonie. Le sac de l'anévrysme était recouvert
d'une couche de fibrine à l'état frais. Il était situé à l'extrémité droite de
l'anneau, auquel la lame postérieure de la mitrale est attachée, de sorte
que son ouverture était en partie couverte par la valvule. L'orifice par
lequel il communiquait avec le ventricule gauche était ovale et de 6 lignes
de longueur. Le sac, quoique petit, était biloculaire; une portion se pro-
jetait dans la substance du ventricule, l'autre occupait la valvule mitrale
et s'ouvrait, par une ouverture d'environ 3 lignes de diamètre, dans la
cavité de l'oreillette droite. Le sac contenait des caillots en partie décolorés, et les bords de l'ouverture étaient rudes et irréguliers.

Obs. VI. — *Anévrysme de la valvule mitrale* (Andrew, *Transact. of. the path.
Soc. 1865*, p. 91.) — Une femme, de 51 ans, avait joui d'une bonne santé
jusque dix mois avant sa mort, époque à laquelle elle eut une grave attaque
de rhumatisme. Pendant les deux derniers mois de sa vie seulement, elle

présenta des symptômes cardiaques, tels que dyspnée, lividité de la face, anasarque des membres inférieurs. Il y avait un murmure fort et rude au premier bruit, perceptible à la base du cou et à l'angle du scapulum gauche.

La valvule mitrale était saine et ses bords adhérents et libres, comme aussi les cordes tendineuses ; mais dans le centre de la grande lame était une ouverture circulaire d'un demi-pouce de diamètre, conduisant dans un sac qui faisait saillie dans l'oreillette et était formé par la dilatation de la lame auriculaire de la valvule. La lame ventriculaire semblait cesser juste au bord de l'ouverture. La tumeur, de forme conique, est placée obliquement sur la surface auriculaire de la valvule. A son sommet est une ouverture d'environ un quart de pouce de diamètre, à bords irréguliers et frangés. Il y a un autre petit orifice sur le côté de la poche vers son milieu. Sur la paroi de l'oreillette, dans un point correspondant au sommet du sac, est une tache blanche assez analogue aux taches laiteuses du péricarde. La cavité était remplie de caillots, les uns noirs et mous, les autres fermes, jaunâtres et stratifiés. Les deux ouvertures, mais surtout celle de l'oreillette, sont couvertes de végétations fibrineuses. Le bord libre des valvules aortiques est un peu épaissi, et, sur l'une d'elles, il y a une petite ouverture arrondie presque à la place du corpuscule d'Arantius.

Obs. VII. — (Bouillaud, *Traité des maladies du cœur*, 2e éd., 1841, tom. II, page 29.) Voici le titre de cette observation qui la résume suffisamment.

Homme de 37 ans. Rhumatisme articulaire, aigu et fébrile ; vers le septième jour, endopéricardite, avec double bruit de souffle Mort. — A l'ouverture du cadavre, masse de végétations fibrineuses sur une des valvules aortiques ; ramollissement et perforation de cette valvule ; rougeur et un peu de ramollissement du tissu cellulaire sous-endocardique.

Autopsie. — Un peu de péricardite. Le cœur ne paraît pas sensiblement augmenté de volume. Les cavités du cœur contiennent, en parties égales, du sang noir à demi coagulé et de la fibrine. L'orifice aortique est en partie oblitéré par une tumeur développée sur la face ventriculaire de l'une des valvules sygmoïdes ; cet orifice rétréci, laisse arriver dans le ventricule l'eau versée du côté de l'aorte. La tumeur indiquée a le volume d'une grosse noisette ; excepté vers les angles, elle couvre la presque totalité de la valvule à laquelle elle adhère assez intimement. Elle présente à sa surface deux crevasses transversales profondes, qui communiquent avec une cavité dont elle est creusée, et par l'intermédiaire de cette cavité avec le sinus aortique correspondant ; l'ouverture qui établit cette communication a 5 millim. de diamètre et occupe le centre de la valvule. La tumeur est formée d'une substance grisâtre, un peu rougeâtre dans quelques points, friable, et est manifestement constituée par de la fibrine sèche, à demi organisée ; *c'est un caillot déjà ancien sollicité par l'inflammation valvulaire.* Sur sa face aortique et vers l'un de ses angles, la valvule malade présente, le long de son bord adhérent, une très-petite concrétion fibrineuse, analogue à celles qui constituent la tumeur. Examinée avec un nouveau soin, cette valvule laisse voir deux perforations : l'une à sa partie moyenne, arrondie et qui a été signalée plus haut ; l'autre située du côté du ventricule, où on trouve une petite cavité oblongue pouvant contenir un haricot ; celle-ci creusée dans le tissu musculaire, s'ouvre dans le ventricule par une fente oblongue de 7 millim. de longueur sur 4 de largeur, et bordée d'une rougeur légère. Cette fente est placée à gauche de la valvule ; à droite de cette même valvule existe une tache rouge de 7 millim. de diamètre, au centre de laquelle on remarque une petite ulcération arrondie, pouvant loger une petite tête d'épingle. Le tissu cellulaire, sous-jacent dans l'épaisseur de 5 à 7 millim., est rouge et ramolli. Les deux autres valvules, blanchâtres, un peu épaissies, sont parfaitement mobiles.

Double épanchement pleural. Granulations au sommet de chaque poumon.

Obs. VIII. — Bouillaud, *Traité des maladies du cœur*, tom. II, page 33. (En note.) — Le 22 décembre 1839, j'ai vu une autre pièce fort analogue à la précédente. La face ventriculaire d'une des valvules aortiques était surchargée d'une masse fibrineuse, grenue *comme un nid d'hirondelle*, friable, d'un blanc grisâtre, du volume d'une noisette. Au-dessous de cette masse, la valvule offrait une déchirure transversale, à bords irréguliers et frangés. Les valvules gauches étaient d'ailleurs généralement épaisses et comme parcheminées. Des concrétions fibrineuses. fermes, adhéraient à l'intérieur du cœur.

Obs. IX. — *Cyanose. Ouverture congénitale de la cloison interventriculaire. Quatre dilatations anévrysmales de la valvule tricuspide.* (Thurnam, *Med. chirurg. Transact.*). — Il y a au musée du Collége Royal de chirurgie (n° 128, série des difformités), un cœur d'adulte qui présente à la partie supérieure du septum, une communication entre les deux ventricules et offre un bel exemple de quatre poches anévrysmales dans la valvule tricuspide. L'ouverture de la cloison qui pourrait admettre le pouce se trouve immédiatement au-dessous de l'aorte. Son bord inférieur est lisse et offre une forme semi-lunaire.

En passant une sonde par cette ouverture dans la direction du ventricule droit, on pénètre dans une partie membraneuse, dont la capacité répond au volume d'une noix muscade, et dont la convexité est dirigée vers le centre du ventricule. Cette partie qui paraît d'organisation fibreuse est formée ou par la portion de la valvule tricuspide qui est en rapport avec la cloison, ou par la portion membraneuse de la cloison qui est distendue sous forme de poche et est recouverte par une partie de la valvule tricuspide adhérente. La partie inférieure de la poche présente deux ou trois perforations. Si, au lieu de diriger la sonde en avant, on la pousse en bas et un peu à gauche, elle pénètre dans le ventricule par une étroite ouverture entre les deux portions de la valvule. A droite de cette ouverture, on voit une seconde poche de la même étendue que la première, mais d'une structure plus délicate, et évidemment formée par la dilatation de la portion antérieure de la valvule. En arrière de cette dernière poche, on en trouve encore deux autres petites, ayant la même direction et le volume environ d'un petit pois.

La valvule mitrale offre un léger épaississement, et la tricuspide un épaississement beaucoup plus prononcé sur son bord libre. L'endocarde offre un peu d'opacité autour de l'ouverture de la cloison, plus marquée à droite qu'à gauche. Les origines de l'aorte et de l'artère pulmonaire n'offrent rien d'anormal.

CHAPITRE II.

ANÉVRYSME DE LA CLOISON.

L'anévrysme de la cloison, quoique plus commun que l'anévrysme valvulaire, n'a pas non plus été étudié d'une façon spéciale. Il y a peu de temps encore, on le regardait comme le plus rare de beaucoup, comme tout à fait exceptionnel. Telle était l'opinion de Craigie, Peacock, Rokitansky; mais, depuis lors, ce dernier auteur et surtout Dittrich, en ont préparé l'histoire : le premier, en décrivant la forme aiguë des anévrysmes du cœur ; le second, en faisant remarquer que la base du septum était un des points les plus fréquemment atteints de myocardite. Mais on peut dire que jusqu'à ce jour il n'en existe ni une explication suffisante ni une description complète. Cependant, le siége constant qu'il occupe, les conséquences toutes particulières qu'il entraîne à sa suite, méritent d'attirer l'attention et en font une lésion bien caractérisée qui réclame un chapitre spécial (1).

Mais, avant d'en aborder l'étude, il est indispensable d'appeler l'attention sur quelques points peu connus de l'anatomie et du développement de la cloison du cœur. Ces notions seront, comme on le verra, de la plus grande importance pour l'explication du mécanisme et des conséquences de cet anévrysme.

______

(1) Je ne vais m'occuper d'abord que de l'anévrysme de la base ; celui des autres parties de la cloison n'offrant rien de spécial, je le confondrai avec l'anévrysme des parois.

Considérations anatomiques.

A la partie supérieure du septum interventriculaire, se trouve un espace dont les limites sont assez précises, et qui est remarquable en ce que la cloison qui partout ailleurs jouit d'une certaine épaisseur, est réduite en cet endroit à l'état membraneux et dépourvue de tissu musculaire. Ce point, dont on ne trouve dans nos ouvrages classiques d'anatomie aucune description exacte, a été signalé par Thurnam, en 1839 (1), et Dittrich, en 1852 (2), en fait mention dans son mémoire sur la myocardite. Mais ce dernier auteur, par une singulière contradiction, en fait un des siéges les plus fréquents de la maladie qu'il décrit, n'ayant pas remarqué que précisément en ce point la cloison ne contient pas de tissu musculaire.

C'est donc à tort que le professeur Hauska, en 1855 (3), dit n'avoir trouvé nulle part mention de cet espace. Il est juste de dire cependant que le premier il l'a bien décrit et en a vu la structure.

La même année, le Dr Albini communiqua à la Société médicale de Vienne quelques recherches sur ce point de la cloison observé comparativement chez l'homme et chez les animaux. A l'exception du cheval, il l'a rencontré dans tous les mammifères qu'il a examinés : la chèvre, le lapin, le rat, l'écureuil, le porc, le hérisson, toujours avec la même structure et les mêmes rapports.

Enfin, le Dr Peacock (4) l'a décrit d'une façon très-exacte dans son *Traité des malformations du cœur.*

Avant de connaître les observations de ces auteurs, j'avais eu souvent l'occasion de remarquer cette particularité de structure de la cloison, et c'est d'après l'examen d'une centaine de cœurs appartenant à différents âges et aux deux sexes que j'en vais faire la description.

Cet espace, que je nommerai *septum membraneux (undefended*

(1) Thurnam, *loc. cit.*
(2) Dittrich, *Prager Vierteljahrsschrift,* 1852.
(3) Hauska, *Wiener med. Wochenschfrit,* 1855, n° 9.
(4) *On Malformations of the heart,* 2e édit., 1866.

space, Peacock), est situé immédiatement au-dessous des valvules sygmoïdes droite et postérieure. Vu par le ventricule gauche, il a la forme d'un rectangle allongé, ce qui permet de lui considérer quatre bords. Les deux supérieurs sont formés par l'angle rentrant qui résulte de la réunion des sygmoïdes droite et postérieure. Des deux côtés inférieurs du rectangle, l'un est formé par le bord supérieur de la partie charnue de la cloison; il est oblique de droite à gauche et de haut en bas. L'autre correspond au point d'insertion de la lame droite de la valvule mitrale à son anneau fibreux.

Si on le considère par le ventricule droit, on voit que de ce côté il a des limites bien moins fixes. En effet, tantôt il répond entièrement à l'oreillette, tantôt entièrement au ventricule; mais dans le plus grand nombre des cas, il fait partie de l'un et de l'autre à la fois. Ces différences tiennent à ce que l'insertion de la valvule tricuspide varie avec les sujets. Il est important de préciser les rapports qui en résultent, à cause des communications qu'une perte de substance peut établir entre les cavités droite et gauche.

Il peut se présenter trois conditions :

1° Lorsque l'espace membraneux correspond entièrement à l'oreillette droite, cela tient à ce que la valvule tricuspide s'insère sur le côté inférieur du rectangle, au bord supérieur de la partie charnue de la cloison.

2° Lorsqu'il correspond en entier au ventricule, c'est que l'insertion de la tricuspide se fait très-haut et empiète sur l'oreillette.

3° Enfin, lorsque les rapports ont lieu avec les deux cavités droites en même temps, et c'est le cas le plus fréquent, la valvule s'insère sur cet espace lui-même et le partage en deux portions. Alors la partie supérieure du rectangle, c'est-à-dire celle qui est comprise dans l'angle rentrant des valvules sygmoïdes, répond à l'oreillette, tandis que la portion inférieure correspond au ventricule.

La structure de cet espace est purement fibreuse. A ce niveau, les deux endocardes du cœur droit et du cœur gauche sont adossés l'un à l'autre et forment à eux seuls la paroi interventriculaire. Il faut établir ici une distinction importante, et qui n'a pas été faite, entre la moitié inférieure et la moitié supérieure. La première est formée par les deux endocardes seuls juxtaposés. mais, dans la moitié supérieure, celle qui correspond aux valvules sygmoïdes, les deux lames s'écartent à partir de l'insertion de la tricuspide, et cet écartement est dû à ce que l'une de ces lames va tapisser l'oreillette, tandis l'autre forme le remplissage entre deux des festons d'origine de l'aorte. Dans cette partie supérieure, il n'y a plus adossement des deux feuillets ; un tissu cellulaire plus ou moins abondant s'interpose entre eux. Il en résulte un petit espace entre l'origine de l'aorte et l'oreillette droite, dans lequel l'intérieur de ces deux cavités n'est séparé de l'extérieur que par un mince feuillet endocardique. Les points ainsi découverts sont pour le ventricule gauche la partie snpérieure de l'espace membraneux, et pour l'oreillette droite un point dépourvu de fibres musculaires, qui est situé immédiatement au-dessus de la valve interne de la tricuspide. Il résulte de ces rapports des conséquences importantes pour le siége des anévrysmes et leurs rapports avec les cavités du cœur.

La formation de l'espace membraneux est facile à comprendre si l'on se reporte au développement embryonnaire du cœur. Les deux ventricules, comme on sait, sont primitivement réunis en une seule cavité. Dans les premiers mois de la vie fœtale, une cloison commence à s'élever de la pointe du cœur vers la base, et à mesure qu'elle grandit la séparation des deux cœurs devient de plus en plus complète. Son bord supérieur, de forme semi-lunaire, se dirige à la fois vers le bulbe aortique et vers le canal auriculaire, qu'il tend à séparer en deux. Pendant ce temps, le bulbe aortique se divise aussi en deux canaux, l'un postérieur qui vient du ventricule gauche et qui forme la crosse de l'aorte, l'autre antérieur qui naît du ventricule droit et aux dépens duquel se développe l'artère pulmonaire. Mais à l'origine ces deux canaux communiquent entre eux et tous les deux avec la cavité ventriculaire. Cette disposition explique comment on a pu voir l'aorte naître du ventricule droit et du gauche à la fois, et même la transposition complète de ces deux vaisseaux. Lorsqu'en effet, par suite de l'arrêt de développement, la partie supérieure de la cloison qui se développe la dernière reste ouverte, l'aorte se trouve comme à cheval en quelque sorte sur cette ouverture et communique avec les deux ventricules, mais il faut pour cela, on le comprend, que l'arrêt arrive de bonne heure.

Pour expliquer cette anomalie, il n'est donc pas besoin d'invoquer, ainsi que le fait Hauska, une endocardite. D'après lui, sous l'influence de cette perforation, la cloison étant détruite, le sang pénètre du ventricule droit dans l'aorte, et peu à peu l'orifice des vaisseaux se trouve dévié et incliné à droite. Je ne pense pas, pour ma part, que le cours du sang puisse ainsi faire dévier l'origine des vaisseaux, d'autant plus qu'il n'est rien moins que prouvé qu'il ait lieu dans le sens indiqué par Hauska (1). De plus lorsque la fermeture de la cloison est complète, l'aorte naît du ventricule gauche seul, et une perforation survenant alors est trop petite en général pour produire l'apparence d'une double origine de ce vaisseau. Je pense donc que ces cas doivent être rapportés à un arrêt de développement survenu de très-bonne heure, et non à une perforation accidentelle.

Il n'en est pas de même des communications qui s'établissent plus tard ; si quelques-unes sont encore dues à un arrêt de développement de la cloison, beaucoup sont le résultat d'une endocardite fœtale qui, en détruisant l'espace membraneux, ramène le cœur à un état moins avancé.

Plusieurs auteurs, Peacock entre autres, ont comparé le cœur ainsi altéré à celui des tortues. Mais c'est là une erreur ; car chez cet animal, la loge artérielle ne donne naissance à aucun vaisseau, et c'est de la loge veineuse droite que partent à la fois l'artère pulmonaire et les deux crosses aortiques. On pourrait le comparer avec plus de raison à celui des Iguanes chez lesquels l'aorte naît à la fois du ventricule droit et du ventricule gauche ; ou a celui des Crocodiliens dont les deux crosses aortiques, naissant isolément des deux ventricules, communiquent à leur base, par le *Foramen-Panizzæ*.

La partie supérieure de la cloison n'est pas formée uniquement de tissu fibreux ; en avant et en arrière de l'espace membraneux sont des parties charnues, dont il n'est pas moins important de préciser les rapports.

(1) Il faut en excepter toutefois les cas où l'orifice de l'artère pulmonaire est obliteré.

La portion de la cloison située directement au-dessous de la sygmoïde droite, répond au ventricule droit et correspond à l'éperon saillant qui sépare l'infundibulum de la partie auriculaire ; une forte épaisseur de tissu la sépare donc des cavités droites.

La partie située entre la sygmoide droite et la gauche, au-dessous de leur angle rentrant, répond à l'infundibulum seul, un peu au-dessous des valvules semi-lunaires ; en ce point les parois sont peu épaisses.

Enfin, l'espace qui se trouve au-dessous de la valvule gauche ne fait plus partie de la cloison ; il répond moitié à l'infundibulum, moitié à l'oreillette gauche, au-dessus de la valvule mitrale.

Tels sont les rapports de ces parties ; je devais les faire connaître avec détails, pour rendre compréhensible la description de leurs altérations.

Pathogénie.

Le processus qui donne lieu à l'anévrysme de la cloison ne diffère que peu de celui que j'ai déjà étudié sur les valvules ; c'est le processus de l'endocardite aiguë. Mais ici, se rencontre un nouvel élément, le tissu musculaire, et il est important de déterminer la part qu'il prend dans la formation de l'anévrysme. Une question se présente en effet tout d'abord : la lésion primitive est-elle une endocardite ou une myocardite ?

Dittrich (1), l'auteur qui s'est le plus occupé de ces altérations, n'hésite pas à les rapporter à cette dernière : « Suivant moi, dit-il, il ne naît jamais d'anévrysme d'une endocardite seule, sans lésion simultanée du tissu musculaire, comme le prétendent quelques auteurs. Dans la plupart des cas, et on peut dire sauf très-rares exceptions, la myocardite est la lésion primitive et principale, l'endocardite et consécutive bien moins importante. »

Cette opinion me paraît trop exclusive. Il est vrai que, dans certains cas, la myocardite est la cause de l'anévrysme, qu'elle existe même très-souvent ; mais je crois que plus souvent encore elle est consécutive à l'endocardite. Deux raisons surtout me

(1) *Loc. cit.*

portent à penser ainsi ; ce sont, d'une part, le siége de la lésion, les symptômes qu'elle présente, d'autre part.

Le point le plus fréquemment atteint d'anévrysme est la partie supérieure du septum, cet espace membraneux que j'ai décrit plus haut comme composé seulement de tissu fibreux. Il semble que l'endocardite choisisse de préférence les parties les plus riches en tissu conjonctif; et, après les valvules, c'est ce point qui est le premier sous ce rapport; sa structure le prédisposait donc à être souvent atteint. Mais, on l'a vu, il ne contient point de tissu musculaire; la myocardite ne peut pas être ici la lésion première.

Dans les autres points de la base, situés en avant ou en arrière de cet espace, la couche musculaire est fort épaisse, et là, il est probable que la cardite joue un rôle plus important; mais encore ici elle est consécutive à l'endocardite : c'est cette dernière qui ouvre la marche des accidents, et les tissus sous-jacents ne sont atteints que secondairement; nous allons en avoir la preuve tout à l'heure en étudiant le développement de l'anévrysme.

D'autre part, si on consulte les observations, on voit que les malades ont présenté la plupart du temps les symptômes de l'endocardite, et qu'à l'autopsie on en a trouvé sur les valvules et les autres parties de l'endocarde des traces manifestes.

En présence de ces faits, je suis disposé à croire avec Rokitansky et Förster que le mécanisme de l'anévrysme de la cloison ne diffère que par le siége de celui des valvules et reconnaît pour cause l'inflammation de l'endocarde.

Ceci posé, voyons comment il se développe. Comme pour l'anévrysme valvulaire, on peut distinguer deux périodes : l'une de ramollissement et d'ulcération, l'autre de dilatation.

Le plus souvent, c'est sur l'endocarde que porte tout d'abord l'inflammation. Son tissu se ramollit par le même moyen que celui des valvules, c'est-à-dire par la prolifération des corpuscules du tissu conjonctif et la destruction de la substance intercellulaire. Alors il peut se former une ulcération ou un abcès : ulcération, si les couches superficielles seules sont ramollies et détruites; abcès, si elles résistent, et si le ramollissement inflammatoire est rapide et profond.

L'ulcération est bien plus fréquemment que l'abcès cause

Pelvet.　　　　　　　　　　　　　　　　　　　4

— 54 —

d'anévrysme, et cela est facile à comprendre; car un abcès venant à s'ouvrir dans le cœur, l'intoxication qui résulte du transport des produits morbides amène rapidement la mort et ne donne pas à la dilatation anévrysmale le temps de se produire. Au contraire, l'ulcération ne cause souvent que peu de troubles généraux, étant superficielle et ne donnant pas de produits septiques; mais en revanche les altérations locales qu'elle détermine favorisent le développement de l'anévrysme. En effet, à l'ulcération vient se joindre souvent la déchirure de l'endocarde sur ses bords, et le tissu musculaire, ainsi livré sur une certaine étendue au choc du sang, peut se creuser profondément. La cavité qui en résulte n'est point alors le résultat d'un abcès, comme on pourrait le croire au premier abord et comme la plupart des auteurs l'ont écrit, mais bien d'une ulcération agrandie par l'effort du sang.

Bien que ce soit de cette manière que se forment habituellement les anévrysmes de la cloison, il n'est pas impossible qu'ils ne succèdent à l'ouverture d'un abcès. On sait qu'il n'est pas rare de rencontrer dans l'endocardite de petites collections purulentes au-dessous des valvules sygmoïdes, à la base même de la cloison. Ces abcès, attribués à tort par Dittrich à la myocardite, méritent de nous arrêter un instant.

Leur volume est en général peu considérable, il ne dépasse pas celui d'un pois ou d'une noisette; mais quelquefois on les voit s'étendre en disséquant en quelque sorte les tissus voisins dans différentes directions. Ils peuvent ainsi pénétrer plus avant dans l'épaisseur de la cloison et en occuper une grande étendue. Craigie (1) en rapporte un exemple remarquable dont la préparation existe dans le musée de M. Langstaff à l'Université d'Édimbourg : « Dans cette pièce, un large abcès à surface interne irrégulière et renfermant de la lymphe plastique et de la matière purulente occupait toute la longueur de la cloison du cœur et communiquait par un petit orifice de la grosseur d'une plume d'oie avec le ventricule gauche. Ici l'inflammation paraissait avoir occupé la cloison plus spécialement. Un an auparavant, le

____

(1) *Edinburgh med. and surg. Journal*, janv. 1848, obs. 3, et *Archives gén. de méd.*, 1848, p. 207.

malade avait présenté les symptômes d'une pneumonie ; la mort avait été subite. »

Dans d'autres cas, l'abcès s'étend du côté des valvules sygmoïdes qu'il détache à leurs bords adhérents, ou vient s'ouvrir dans les sinus de Valsalva, en disséquant les tuniques de l'aorte. L'anévrysme qui succède à ces abcès mérite alors véritablement le nom de *disséquant*, car il se trouve logé entre les tuniques du cœur et de l'aorte, qu'il tend de plus en plus à séparer.

Tantôt il ne présente qu'un seul orifice ; mais, le plus souvent, il y en a deux : l'un, placé dans le ventricule au-dessous des valvules sygmoïdes ; l'autre, dans un des sinus de Valsalva. Hope (1) en a rapporté deux cas dans son ouvrage, dont l'un avec figure. Dittrich (2) en cite également deux : l'un ouvert dans le sinus de Valsalva seulement (obs. 7) ; l'autre, qui est une pièce du musée de Chatam, est pourvu de deux orifices. Enfin, je dois mentionner l'observation du Dr Tod (3), que je rapporte plus loin.

La terminaison ordinaire de ces abcès est leur ouverture qui a lieu dans le ventricule gauche le plus habituellement. Je ne connais qu'un seul cas qui fasse exception à cette règle, c'est l'observation XXII, de Dittrich, que je rapporte pour cette raison.

«Mort subite, survenue par suite d'un abcès placé au-dessous des valvules de l'aorte, de 15 lignes de long sur 6 de large, à bords découpés. Il s'ouvrit à travers le septum dans le ventricule droit par deux petites ouvertures. Par suite, la valvule droite de l'aorte fut détruite et arrachée de son point d'insertion. Il s'agissait d'un ivrogne qui avait eu, trois ans auparavant, une maladie de cœur, à la suite de laquelle il conserva des battements et quelquefois des tiraillements douloureux dans la région moyenne de la poitrine. Douze jours avant sa mort, phénomènes gastriques. »

La conséquence de cette ouverture de l'abcès est la pyohémie qui amène la mort avant que la lésion locale ait pu faire des progrès.

(1) *Diseases of the heart*, 3e édit., 1839, p. 606, 622
(2) *Loc. cit.*, obs. 8 et 15.
(3) *London med. Gazette*, août 1846.

Ainsi, sur 7 cas d'abcès situés en ce point qu'on trouve rassemblés dans le mémoire de Dittrich, les 5 qui se sont ouverts ont été immédiatement suivis de pyohémie, et les malades sont morts, en moyenne, douze à quatorze jours après le début des premiers accidents.

Comme on le voit, la mort est la conséquence rapide et habituelle de ces abcès. Mais en est-il toujours ainsi? Ne peuvent-ils persister quelquefois sans compromettre nécessairement la vie? La possibilité d'une pareille terminaison me paraît aujourd'hui démontrée.

Dans une observation rapportée par le Dr Murchison (1) l'abcès semble avoir duré un certain temps et être passé à l'état caséeux. Il est dit en effet : «Dans la paroi du ventricule gauche, immédiatement au-dessous du bord adhérent d'une valvule aortique et située près du septum était une cavité du volume d'une aveline, communiquant avec l'intérieur du ventricule par un ouverture assez large pour admettre une plume d'oie, et contenant une substance grumeleuse (*grumous*) comme du sang mêlé avec du pus et des débris de fibrine. Le malade mourut de méningite. »

Dittrich, qui rapporte quelques exemples analogues, dit que des abcès ainsi formés peuvent se terminer par anévrysme et que cela arrive fréquemment. Cette opinion me paraît beaucoup trop exclusive, et j'ai dit plus haut déjà que la plupart de ces anévrysmes ont pour point de départ une ulcération.

Quoi qu'il en soit, dans certains cas très-rares, l'ouverture de l'abcès dans le cœur ne semble pas être suivie d'accidents mortels. Est-ce parce que l'évacuation du pus ne se fait que très-lentement ? Est-ce parce que le liquide contenu dans le foyer ne serait pas toujours du pus? C'est ce qu'il n'est pas facile de décider.

A ce propos, il faut parler de l'opinion qui met en doute la nature purulente du liquide de ces abcès. En effet, dans certains cas, le pus n'est pas encore complétement formé, il n'y a qu'une espèce de ramollissement inflammatoire des tissus. Je citerai comme exemple une observation de M. Lemaire (2) dans laquelle il est dit :

(1) *Pathol. Soc. Transact.*, 1865, p. 121.
(2) *Bulletins de la Société anat.*, 1863, p. 34.

«Dans la cloison interventriculaire, au-dessous de l'orifice aortique, on voyait une ulcération fongueuse de la largeur d'une pièce de 50 centimes, surmontant une éminence fluctuante. En incisant les portions tuméfiées, on constata que le tissu du cœur était ramolli, converti en une masse putrilagineuse, et que cette altération s'étendait à une grande partie de la cloison interventriculaire, et à la paroi postérieure du ventricule gauche. »

Telles sont encore les observations de MM. Lancereaux (1) et Cazenave (2), où du pus mêlé avec du sang se trouvait dans le foyer.

Qu'il n'y ait pas encore de pus, cela est possible, mais du ramollissement inflammatoire à la suppuration il n'y a pas loin. Dans le premier, les éléments qui formeront le pus, c'est-à-dire les cellules de prolifération, sont encore engagés dans les tissus; dans la seconde, ils sont libres, voilà toute la différence.

Quand les altérations que je viens de décrire, ulcérations ou abcès, ont ouvert la voie, alors commence la deuxième période, celle de dilatation ou de creusement.

Le sang s'engage dans la perte de substance, il refoule les tissus qui cèdent comme le tissu cellulaire; il détruit ceux qui résistent comme le muscle. La lame d'endocarde qui, dans les cavités droites, correspond à l'ulcération du ventricule gauche se laisse distendre en un petit sac qui proémine du côté droit et qui constitue le fond de l'anévrysme.

Mais là ne se bornent pas les effets du courant sanguin. Le tissu musculaire sous-jacent, par suite de la destruction de l'endocarde, se trouve à nu exposé au choc du sang. Celui-ci le mine peu à peu, le détruit et y creuse une cavité. Cette action destructive est encore favorisée, il faut le dire, par le ramollissement que le muscle a subi au voisinage de l'endocarde enflammé. On voit en effet, à l'examen microscopique, le tissu conjonctif interfibrillaire proliféré; les noyaux du sarcolemme plus nombreux et la fibre elle-même commençant à subir la dégénérescence granulo-graisseuse. Le sang trouve donc ces tissus friables, sans cohésion, et sous l'effort de son impulsion leur destruction est facile et s'étend plus ou moins loin. Ainsi se trouve définitive-

(1) *Gazette méd.*, 1862, obs. 2.
(2) *Idem*, 1838, p. 557.

ment constituée, dans la base du cœur, une cavité anévrysmale.

Cette cavité peut rester bornée en ce point, mais souvent aussi,
lorsque l'anévrysme passe à l'état chronique, on le voit s'étendre par en haut et venir faire saillie à l'extérieur. Alors il dé-
colle les deux lames endocardiques de l'espace membraneux et
vient se loger entre les deux oreillettes et les vaisseaux aortique
et pulmonaire. Quelquefois cette tumeur extérieure s'accole intimement aux parois des oreillettes, proémine même dans leur
intérieur et semble tout d'abord s'être développée primitivement
dans leurs parois.

Dittrich pense que cette saillie de l'anévrysme vient se placer
dans la cloison des oreillettes ; plusieurs auteurs même les ont
décrites comme des abcès des oreillettes ouverts dans le ventricule.
Cette dernière opinion fondée sur une apparence seule, est in-
exacte ; un examen attentif montre que, dans ces cas, l'anévrysme
s'est primitivement développé dans le septum et que plus tard
seulement il a fait saillie à l'extérieur, non point dans le septum
interauriculaire, mais au devant de lui.

Cette tendance à se dilater par la partie supérieure s'explique
aisément, si l'on a égard à la direction et à la rapidité du courant
sanguin en cet endroit. S'engageant à chaque systole dans la cavité, il la dilate et refoule les parois devant lui. Ces parois céde-
raient bientôt, vu leur faible épaisseur, si elles ne trouvaient
dans l'espace anté-auriculaire un tissu cellulaire assez dense
dont elles se recouvrent en le tassant et le réduisant à l'état
membraneux.

Dittrich semble assez embarrassé pour expliquer le chemin
que se fraye la tumeur pour arriver à l'extérieur. Voici l'explication qu'il donne à ce sujet.

« Ce fait est d'un grand intérêt pour l'anatomie de cette partie
du cœur, si l'on réfléchit qu'entre les muscles de l'oreillette et
ceux du ventricule se trouve un anneau résistant, fibro-tendi-
neux, qui divise les fibres musculaires et leur donne naissance
de chaque côté. On pourrait croire que cet anneau serait suffi-
sant pour arrêter la destruction et le creusement du tissu musculaire en ce point, ou du moins pourrait empêcher le développement du foyer purulent dans le septum des oreillettes. Il n'en est

rien ; et nous ne pouvons admettre que les deux hypothèses suivantes. Ou bien la formation de cet abcès à la base du septum
des ventricules détruit cet anneau qui sert de point d'appui aux
valvules de l'aorte; ou bien l'abcès est placé précisément dans
les points où cet anneau est très-mince et présente des lacunes
à travers lesquelles la destruction du tissu musculaire de la cloison des oreillettes peut avoir lieu. Cette opinion est très-vraisem-
blable, puisque l'anatomie nous apprend que l'anneau n'est pas
fermé dans toute son étendue, mais qu'il est formé de deux ban-
des semi-lunaires, une antérieure et une postérieure. »

Je ne pense pas qu'il soit besoin de recourir à ces hypothèses ;
la tumeur anévrysmale passe derrière l'anneau de l'aorte, au-
dessous duquel elle est développée, et le contourne sans le dé-
truire et sans traverser des lacunes dont l'existence est très-rare.

Caractères anatomiques.

J'ai déjà dit que l'anévrysme de la cloison est loin d'être aussi
rare qu'on l'avait pensé d'abord. J'en ai pu recueillir en effet
41 observations, et beaucoup je n'en doute pas m'ont échappé.
Cet anévrysme se reproduit avec une constance de caractères
vraiment frappante, de sorte que la plupart des faits présentent
une similitude presque complète. La différence du siége entraîne
toutefois des modifications curieuses dans les rapports de l'anévrysme et par suite dans son extension et dans sa forme.

Forme. — Ces dilatations affectent deux formes différentes,
suivant qu'elles occupent plus spécialement l'espace membraneux, ou que le tissu musculaire environnant est plus com-
promis.

Dans le premier cas, elles ont la forme d'un doigt de gant,
d'un dé à coudre qui fait saillie dans les cavités droites. Leur
surface est lisse, les parois sont minces et formées uniquement
par les séreuses endocardiques épaissies. C'est ce qu'on remarquait dans les faits de MM. Bouillaud et Leudet.

Mais ordinairement le tissu musculaire lui-même prend part à
leur formation. On peut alors leur distinguer deux parties. L'une
est une cavité irrégulière, anfractueuse, dont les parois sont

creusées dans la partie supérieure de la cloison et formées par
le muscle que le sang mine et déchire, c'est le premier degré de
l'anévrysme auquel il reste souvent borné, la mort survenant
fréquemment à cette période. La seconde est formée par
l'extension de la première, soit dans les cavités droites, soit à
l'extérieur du cœur. Nous avons vu, en effet, que si l'anévrysme
passe à l'état chronique, il ne tarde pas à se développer dans
l'une de ces deux directions.

La saillie formée par l'anévrysme dans les cavités droites a un
aspect variable. Elle peut être sphérique, piriforme, allongée,
cylindrique, quelquefois pédiculée (Schmidt). Dans le cas de
Caron, elle était surmontée elle-même d'une autre petite tumeur :

« Immédiatement au-dessus de la valvule tricuspide, on trouvait une tumeur grosse comme une petite noisette, faisant saillie
de 5 ou 6 lignes dans l'oreillette et correspondant au fond de la
tumeur du ventricule gauche. Le doigt introduit dans le ventricule gauche n'est séparé de l'oreillette que par une mince épaisseur du tissu. Du sommet de cette petite tumeur partait un court
pédicule auquel était appendue une petite tumeur noirâtre tout
à fait semblable à un grain de raisin, contenant dans son intérieur un liquide semblable à celui du ventricule, et, examiné au
microscope par M. Robin, il ne contenait rien autre chose que
des globules blancs et des globules rouges. On n'a pu saisir de
communication entre cette petite tumeur et la cavité du ventricule » (1).

Quelquefois cette tumeur est unique; tantôt, au contraire, il
y en a plusieurs. On en comptait 3 dans l'observation de Caron,
4 dans celle de Jonathan Pereira, et leur situation dans ce dernier était très-remarquable.

Ces masses polypiformes peuvent être très-petites et ne faire
que peu de saillie dans les orifices du ventricule droit; mais
dans certains cas elles atteignent plusieurs centimètres et viennent pendre au milieu de l'ouverture qu'elles rétrécissent
(Schmidt).

Leur saillie a lieu tantôt dans l'oreillette, tantôt dans le ven-

(1) Caron, *Bulletins de la Société de biologie*, 1853.

tricule, et pour ce dernier même en différents points. Nous verrons dans un instant la cause de ces variétés.

Lorsque l'anévrysme s'est développé à l'extérieur, il forme une tumeur bosselée, irrégulière, qui proémine entre les oreillettes et les gros vaisseaux de la base du cœur. L'intérieur du sac est lisse ou couvert de replis; une membrane assez épaisse le tapisse parfois, membrane qu'on a prise pour de la lymphe plastique et qui n'est formée que par de la fibrine à l'état fibrillaire. Ses parois sont peu épaisses, formées de tissu conjonctif, condensé, et dans lequel j'ai trouvé une infiltration purulente et de petits abcès. J'ai eu l'occasion d'observer deux fois ce développement à l'extérieur de l'anévrysme : l'une chez la malade qui fait le sujet de l'observation X, l'autre sur la pièce que je dois à l'obligeance de M. le Dr Jaccoud. Une disposition analogue se remarquait dans le cas de M. Hérard (1) et dans l'observation 3 de Dittrich.

Orifices. — L'orifice de ces anévrysmes est invariablement dans le ventricule gauche au-dessous des valvules sygmoïdes. Ordinairement il n'y en a qu'un, mais il n'est pas rare d'en trouver deux ou même plusieurs séparés par des brides de tissu moins altéré. Dans l'observation de M. Jaccoud, il en existait trois, deux au-dessous des valvules, un à l'union des sygmoïdes droite et postérieure; tous conduisaient dans la même cavité. Dans l'observation de M. Hérard, il y avait deux ouvertures dans le ventricule gauche, l'une au-dessous, l'autre au-dessus du bord adhérent d'une des valvules aortiques. Il en était de même dans une préparation du musée de Chatam dont parle Dittrich (obs. 15). Les bords de ces orifices sont irréguliers, déchiquetés, couverts de végétations, ou bien comme taillés à l'emporte-pièce, l'endocarde cessant brusquement à leur niveau. Dans d'autres cas, ils sont lisses, arrondis, épais, et l'endocarde semble se continuer à leur intérieur. Leur forme est variable; tantôt ils sont allongés en fente, tantôt arrondis, ovalaires ou triangulaires, suivant la forme de l'espace qu'ils occupent.

Tant que l'anévrysme reste intact, il n'a d'orifice que dans le ventricule gauche; mais vient-il à se rompre, il communique avec les cavités droites par une nouvelle ouverture. Celle-ci siége en général au sommet de la portion saillante, dont l'extrémité

(1) *Bulletins de la Société anat.*, 1865, p. 379.

distendue et amincie à la longue finit par céder. Ses bords sont minces et déchiquetés ; elle est toujours plus petite que celle des cavités gauches.

Volume. — La capacité du sac anévrysmal est variable ; tantôt il a à peine le volume d'une noisette, tantôt il atteint celui d'une noix, d'un œuf de pigeon ; c'est surtout lorsqu'il se développe à l'extérieur que son volume est plus considérable.

Contenu. — L'intérieur est souvent vide ou ne contient que des caillots noirâtres de date récente. Dans un certain nombre de cas cependant, on y a trouvé des caillots fibrineux durs, déjà anciens et adhérents aux parois; quelquefois même ils commençaient à se ramollir (Caron).

Rapports. — Les rapports des anévrysmes de la cloison avec les cavités du cœur voisines sont très-intéressants à étudier ; ils ne sont point en effet le résultat du hasard, mais la conséquence des rapports anatomiques de ces parties, que nous avons décrits plus haut. Ils sont aussi importants relativement aux communications qui peuvent s'établir entre les deux cœurs lorsque l'anévrysme s'est rompu. Une loi fixe les régit, c'est que *le prolongement ou l'ouverture de l'anévrysme dans les cavités droites correspond toujours à son orifice dans le ventricule gauche et dépend du point où cet orifice est situé.*

Voici les conditions, qui peuvent se rencontrer à ce sujet, et pour chacune desquelles je rapporterai un exemple :

1° L'orifice de l'anévrysme est au niveau de l'espace membraneux, au-dessous de l'union des valvules droite et postérieure. La communication aura lieu avec l'oreillette droite, s'il siége à la partie supérieure de l'espace (Schmidt, Leudet, Caron, Lombard, Dittrich, Rokitansky); avec le ventricule, s'il est à la partie inférieure (Craigie, Laënnec, Corvisart, etc.). Dans les deux cas, la saillie du sac ou son ouverture sera immédiatement au-dessus ou au-dessous de la valvule tricuspide.

Un cas plus singulier encore peut se présenter, c'est que l'anévrysme siége dans la valvule tricuspide elle-même dont il écarte les lames. L'explication en est fort simple; cette valvule s'insérant assez souvent au milieu de l'espace membraneux; si l'ulcération du ventricule gauche lui correspond, le sang s'engagera entre les deux lames de la valvule, les écartera et s'y formera une cavité. Il en existe deux exemples remarquables, celui de Jonathan Pereira, dans lequel il y avait quatre poches saillantes en différents points, et un autre dû à Löschner, de Prague (1).

2° L'orifice est situé directement au-dessous de la valvule droite. L'anévrysme fera saillie dans l'infundibulum du ventricule droit et pourra s'ouvrir au-dessous des valvules pulmonaires. Ce serait, d'après Dittrich, ce qui arriverait le plus souvent Il dit, en effet, « l'ouverture se trouve habituellement dans le *conus arteriosus pulmonalis* au-dessous des valvules de l'artère pulmonaire. Cette remarque n'est pas fondée; sur les 41 observations que j'ai rassemblées, 4 fois seulement l'anévrysme s'ouvrait à ce niveau (Corvisart, Dittrich, Peacock et P. Paris).

3° L'orifice peut se trouver au-dessous de la valvule gauche de l'aorte. La communication aura lieu, dans ce cas, avec l'oreillette gauche. Un fait remarquable a été rapporté par Dittrich (voir obs. XV, page 79), un autre par Buxton Shillitoe (voir obs. XIV, page 78).

4° Enfin, les quatre cavités du cœur peuvent communiquer ensemble; il suffit que l'anévrysme siége au point de jonction de la valvule mitrale et des sygmoïdes, sur la limite inférieure de l'espace membraneux. Il existe, en effet, un point à ce niveau où les quatre cavités ne sont séparées que par une épaisseur de tissu fibreux peu considérable; c'est là que se rencontrent la cloison du ventricule et celle des oreillettes.

Il s'est présenté quelques exemples fort curieux de ce genre de lésion; l'un est le cas de Thibert, publié en 1819 (2); l'autre est cité par Peacock (3) et lui a été communiqué par le Dr Curtis d'Alton. « Cette pièce, dit-il, provenait du corps d'une fille de 12 ans environ, sur la maladie antérieure de laquelle on n'a pu avoir de renseignements suffisants. Dans ce cas, la communication entre le ventricule gauche, le ventricule et les oreillettes avait été empêchée par une expansion de la valvule tricuspide. »

Il faut encore en rapprocher un cas publié par le Dr Bris-

(1) Löschner, *Viertelj. f. d. prakt.-Heilkunde*, 1856, et *Archives gén. de méd.*, 1857; p. 79.
(2) Thibert, *Bul. de la Faculté de méd. de Paris*, 1819, n° 4, p. 355.
(3) *On malform. of the heart*, 2° édit., 1866; et *Path. soc. Transact.*, vol. I, page 61.

towe, dans les *Mémoires de la Société pathologique de Londres*, 1854, page 93.

Voici un tableau qui indique la fréquence relative du siége et des rapports de l'anévrysme de la cloison.

Sur 44 cas, l'anévrysme faisait saillie ou s'était ouvert :

Dans l'oreillette droite . . . . 14 fois.
Dans le ventricule droit (au-dessous de la tricuspide). 11 »
Dans l'infundibulum . . . . 4 »
Dans l'épaisseur de la tricuspide. . . . . 2 »
Dans l'oreillette gauche. . . . . 2 »
Dans les quatre cavités à la fois. . . . . 3 »
A l'extérieur. . . . . 5 »

Terminaison. — Ces anévrysmes n'ont pas en général une longue durée et se terminent rapidement par la mort du malade. Celle-ci survient soit par les troubles généraux que détermine le transport des produits morbides dans l'appareil circulatoire; soit par les troubles locaux qui résultent de la rupture de la poche ou de sa trop grande extension. Dans ces cas, la durée de la maladie ne dépasse guère une quinzaine de jours. Mais il se peut que les premiers accidents passés, le malade survive et recouvre la santé. L'anévrysme passe alors à l'état chronique. Cette guérison a été regardée comme impossible. Ainsi Rokitansky (1) dit qu'il ne connaît pas de cas « dans lequel les parois de la cavité se soient consolidées et converties en tissu fibreux. D'un autre côté, il existe dans Dittrich une singulière contradiction à ce sujet. Tandis qu'on lit n° 7 : « Il ne m'est jamais arrivé de rencontrer un exemple d'induration d'un semblable abcès et de sa résolution en un conduit fibreux établissant une fistule entre le ventricule gauche et l'oreillette droite, » on trouve cette phrase un peu plus loin au n° 8 : « Les observations que nous donnerons plus loin prouvent que ces anévrysmes, surtout à cette place favorable de la paroi du cœur, durent quelquefois longtemps et peuvent se consolider. »

Quoi qu'il en soit, il est certain que la guérison peut avoir lieu, et cela par la transformation fibreuse des parois. Il se

(1) *Lehrbuch der path. Anatom. Zweiter*, Band.

forme alors une cavité à parois dures, résistantes, qui peut se remplir de caillots fibrineux et s'oblitérer en partie. Si l'anévrysme s'est rompu au contraire dans les cavités droites, il se transforme en un canal fistuleux, établissant une communication permanente entre les deux cœurs. Dittrich en a observé deux cas. On peut encore citer ceux de Corvisart, Craigie, Schmidt, dans lesquels la lésion était certainement ancienne et avait cependant permis aux malades de survivre.

Lésions concomitantes et consécutives. — Certaines lésions sont l'accompagnement habituel ou la conséquence de l'anévrysme de la cloison. Il faut placer en première ligne les traces de l'inflammation primitive siégeant sur d'autres points de l'endocarde, telles que les ulcères, les végétations, les épaississements. C'est sur les valvules de l'aorte et principalement sur celle qui surmonte l'ouverture de l'anévrysme qu'on remarque ces altérations. — Ces valvules peuvent être perforées, déchirées, anévrysmatiques, et dans presque tous les cas elles sont profondément atteintes. Ce n'est point le résultat de l'extension de l'ulcère de la cloison; ici, les deux lésions ont marché parallèlement.

Mais les altérations les plus intéressantes sont celles qui portent sur le cœur droit. La dilatation anévrysmatique de la valvule tricuspide peut être une des conséquences de la perforation de la cloison, ainsi que nous l'avons déjà dit. Thurnam et J. Pereira en ont rapporté chacun un exemple. C'est la valve opposée à l'ouverture qui en est le siége, et dans ce cas l'orifice siége au dessous de l'insertion de la valvule.

L'hypertrophie du ventricule gauche et la dilatation des cavités droites, surtout de l'oreillette, sont les complications qu'on observe le plus fréquemment. Elles s'expliquent aisément. En effet, tout le sang du ventricule gauche ne se rendant pas dans l'aorte à chaque systole, il est obligé de se contracter plus souvent et plus énergiquement pour compenser cette perte d'action. D'autre part la saillie de la poche dans les orifices du cœur droit les rétrécit et les rend insuffisants; d'où régurgitation et distension à chaque systole. Il faut y joindre encore la communication des deux cœurs, lorsque la rupture a eu lieu; et l'invasion du sang rouge dans les cavités droites qui en est la conséquence.

Mais ce ne sont pas seulement des effets mécaniques que la rupture de l'anévrysme entraîne à sa suite. Le travail inflammatoire qui lui a donné naissance se propage souvent aux cavités droites. On voit alors, si l'orifice siége près de la tricuspide, les valves de celle-ci adhérentes aux bords de l'ouverture, les cordons tendineux soudés ensemble, ou déchirés et flottants, toutes lésions qui amènent généralement une insuffisance de l'orifice auriculo-ventriculaire droit. Si l'orifice est situé dans l'infundibulum du ventricule droit, les mêmes altérations se remarquent sur les valvules semi-lunaires qui peuvent être adhérentes, raccourcies, déchirées. Dans ce cas, peut aussi se produire une altération signalée par Dittrich, je veux parler du rétrécissement fibreux de l'infundibulum (sthénose vraie) et dont l'observation 13 de son mémoire fournit un bel exemple.

Le tissu musculaire subit alors la transformation fibreuse; il peut même se faire en ce point des dépôts calcaires. Ce tissu n'est plus extensible, c'est une véritable cicatrice qui tend à revenir sur elle-même de plus en plus, et produit par conséquent le rétrécissement du canal.

Diagnostic anatomique. — Cette affection ne peut, on le comprend, être confondue avec aucune autre, lorsqu'elle est récente; mais quand la rupture s'est produite, quand à l'anévrysme a succédé une perforation simple de la cloison, il peut y avoir du doute pour savoir si on a affaire à une affection congénitale ou développée depuis la naissance. C'est une question qu'on se pose souvent encore aujourd'hui et sur laquelle on est loin d'être toujours d'accord. Autrefois, on était beaucoup trop exclusif; car on regardait presque toutes les perforations comme congénitales; mais, à mesure qu'on a mieux connu les perforations de l'endocarde, on a été plus réservé sur cette interprétation et on a été de plus en plus tenté d'y voir une lésion morbide au lieu d'un arrêt de développement.

Il existe un certain nombre de signes qui peuvent, dans ce cas, éclaircir le diagnostic. Lorsque l'endocardite est récente, les caractères bien tranchés ne permettent aucun doute; il est même souvent facile, lorsqu'elle n'est pas éloignée, d'en retrouver les traces, soit au pourtour de la perforation, soit sur les autres points du cœur, et particulièrement sur les valvules. On aperçoit alors des épaississements, des opacités, des colorations blanchâtres, des végétations charnues, des plaques calcaires, traces incontestables d'une inflammation antérieure. En outre, les bords de la perforation sont irréguliers, frangés, épaissis. Tels étaient les cas de Corvisart, Laënnec, Oulmont, dans lesquels on a pu, au moyen des signes précédents, rapporter la lésion à sa véritable cause.

Les perforations congénitales ont-elles de leur côté des caractères qui permettent de les reconnaître? Ici il faut établir une distinction. Lorsqu'on dit que la perforation est congénitale, on ne doit pas entendre par là qu'elle est toujours due à un arrêt de développement, ainsi que le croient beaucoup d'auteurs. On sait que l'endocardite est assez fréquente pendant la vie fœtale, et à cette époque elle peut amener les mêmes lésions que chez l'adulte. Aussi, lorsqu'une de ces perforations se rencontre à l'autopsie d'un malade mort sans avoir présenté les signes d'une maladie aiguë du cœur, n'est-on pas toujours en droit de regarder l'altération comme un défaut de développement; car souvent le cœur était déjà complétement formé, lorsque la maladie a atteint le fœtus dans le sein de sa mère. Même dans ces cas, on peut la plupart du temps le reconnaître; on retrouve en effet les traces d'une endocardite ancienne, quelque effacés qu'ils soient.

Les communications interventriculaires, dues à un arrêt de développement, ont une physionomie particulière. Leurs bords sont minces, lisses, transparents; leur forme est en général semi-lunaire à concavité supérieure, disposition que la cloison présente au dernier degré de son développement, alors qu'elle est sur le point de se fermer. Il est rare aussi que cet arrêt de développement ne s'accompagne point d'autres malformations dans certaines parties du cœur. L'une des plus fréquentes est sans contredit le rétrécissement de l'orifice pulmonaire : c'est même à lui qu'il faut probablement attribuer le défaut de développement de la cloison. En effet le sang, ne pouvant trouver une issue suffisante par l'artère pulmonaire rétrécie, continue de passer dans les cavités gauches directement, comme il le faisait à une période moins avancée de la vie intra-utérine. On trouve souvent encore le trou de Botal ouvert, de sorte que les deux cavités du cœur communiquent entre elles par une double ouverture. Les valvules de l'artère pulmonaire peuvent être soudées toutes entre elles, être au nombre de 2 seulement, ou au contraire de 4.

Enfin le doute n'est plus permis, lorsqu'on voit les vaisseaux présenter des anomalies dans leur origine; l'aorte naître des deux ventricules à la fois, ou bien être transposée relativement à l'artère pulmonaire : ces faits ont été expliqués plus haut.

Malgré tous ces signes, il est des cas fort embarrassants, dans lesquels il n'est guère permis de se prononcer.

Je ne pense pas qu'on puisse confondre non plus les perforations avec les ruptures accidentelles de la cloison. Celles-ci sont très-rares et se présentent dans des circonstances et avec des signes qui n'ont rien de comparable avec la lésion qui nous occupe. Un exemple a été rapporté par le Dr Prescot Hewett (1) à la suite d'une chute d'un lieu élevé. La cloison seule fut rompue ; la mort eut lieu quatre heures après.

En voici un autre publié par le Dr Roché (2) :

« Une femme de 55 ans, aubergiste, d'un tempérament bilieux, d'un embonpoint très-marqué, n'ayant jamais eu que de très-légères indispositions, ressentait depuis quelques mois des étouffements passagers qu'on attribuait à la fumée et à la vapeur de charbon, à laquelle elle était journellement exposée. Un soir, ayant soupé avec des haricots en salade, elle eut à minuit des nausées et des douleurs vives dans les régions précordiale et épigastrique, auxquelles s'associèrent des angoisses et des vomissements d'aliments et de matières glaireuses et filantes. La face de la malade était rouge et anxieuse, mais le pouls absolument naturel. Trois heures plus tard, les choses étaient bien changées. Le pouls était devenu petit, misérable et intermittent, la face pâle quoique sans altération des traits, le malaise inexprimable. Cette femme resta dans cet état pendant une heure, au bout de laquelle elle rendit le dernier soupir, en s'entretenant avec les personnes qui l'entouraient.

(1) Prescot Hewett, *Transact. soc. Path.*, 1853.
(2) *Anatomie patholog.* de Lobstein, t. II, p. 196.

« Le péricarde était fortement distendu par du sang caillé. Le cœur, d'un volume, d'une couleur et d'une texture naturels, offrait vers le milieu du ventricule gauche une déchirure récente, longue de 5 à 6 lignes, et une deuxième rupture aussi étendue que la première dans la partie inférieure de la cloison interventriculaire. Celle-ci était dirigée obliquement de haut en bas et de droite à gauche. Les cavités étaient vides de sang. »

Observations.

Obs. X. — *Endo-péricardite puerpérale aigue; anévrysme d'une valvule sygmoïde; anévrysme de la base de la cloison interventriculaire ayant amené la communication du ventricule gauche et de l'oreillette droite, et formant tumeur à la surface externe du cœur.* — Lepage (Aimée), âgée de 24 ans, entre, le 18 octobre 1865, à l'Hôtel-Dieu, dans le service de M. Barth.

Sans avoir eu jamais de maladies sérieuses, cette femme a toujours été d'une santé délicate. Elle n'a point eu de manifestations rhumatismales, ni d'aucune diathèse; elle entre pour accoucher, bien qu'elle ne soit qu'à sept mois de grossesse, et elle accouche en effet deux jours après son entrée; c'est son premier enfant. A ce moment, le choléra était dans toute sa force à l'Hôtel-Dieu; l'enfant est atteint et succombe au bout de trois jours.

Cependant la malade ne se relevait pas et n'était pas débarrassée de ces malaises qui accompagnent les derniers jours de la grossesse; elle se plaignait d'oppression, de douleurs à l'estomac.

Le 22, elle fut prise de vomissements, de diarrhée et en même temps d'une toux sèche, sans expectoration. Le pouls était fréquent, 100 pulsations; pas de chaleur à la peau. On pensait à une légère atteinte de l'épidémie.

Traitement : Eau de Seltz; lavement laudanisé.

Le 25, la malade, pâle et un peu bouffie, est assise sur son séant et semble très-oppressée. A l'examen de la poitrine, on trouve de la matité à la base gauche, en arrière, et un affaiblissement du murmure respiratoire, accompagné de souffle tubaire et de bronchophonie. Respiration normale du côté droit; en avant, on ne peut percuter, vu l'état anxieux de la malade; mais à l'auscultation du cœur, on constate un bruit de souffle assez rude à chaque temps, et dont le premier est plus marqué. Les battements sont éloignés; le pouls est fréquent et présente un caractère très-accusé, c'est de vibrer sous le doigt comme une corde tendue. La diarrhée a diminué; les vomissements persistent.

Traitement: Eau de Seltz; 20 ventouses sèches à la région précordiale; sinapismes aux membres inférieurs.

Le lendemain, 26, même état général. Le souffle tubaire n'est pas aussi étendu. En dehors, on constate un râle crépitant fin très-manifeste; pouls bondissant, 100; double bruit de souffle.

Traitement : Vésicatoire à la région du cœur.

Le 27, l'oppression est moindre ; le souffle tubaire du côté gauche se déplace ; au lieu d'être à la base, il est à la partie moyenne ; râles crépitants plus abondants.

Même traitement ; pilules d'opium, o gr. 05.

Du 28 au 30, même état ; les vomissements ont cessé ; la malade accuse cependant une douleur au creux épigastrique ; le double bruit de souffle existe toujours, mais plus voilé, à cause de l'éloignement du cœur ; le pouls est bondissant, moins fréquent. La malade dit se trouver mieux, mais l'oppression est la même.

Elle meurt le 2 novembre dans une syncope.

Autopsie. A l'ouverture du thorax, on trouve une énorme tumeur fluctuante qui en occupe toute la partie antérieure et qui est formée par le péricarde distendu. Les côtes ont imprimé des sillons sur les parties latérales de cette tumeur. Pas d'adhérences à la surface des poumons, pas de liquide dans la plèvre. Les deux poumons sont rejetés dans les gouttières vertébrales et très-réduits de volume ; leur tissu est sain et crépitant, moins cependant qu'à l'état normal ; nulle part il n'est splenisé. La tumeur ouverte laisse écouler près de deux litres d'une sérosité louche, roussâtre, contenant quelques flocons fibrineux en suspension ; sa face interne est rugueuse et présente de nombreuses villosités qui lui donnent l'aspect caractéristique désigné sous le nom de *langue de chat.* Ces villosités, hautes de 3 ou 4 millimètres, sont entièrement composées de fibrine ; en certains points, on voit de larges plaques rouges, formées de fausses membranes assez épaisses infiltrées de sang. Le feuillet viscéral est également villeux. A la base du cœur, à droite de l'origine de l'aorte, entre elle et l'oreillette droite, se remarque une petite tumeur arrondie, de la grosseur d'une noix, faisant saillie dans la cavité du péricarde.

Le volume du cœur est normal ; les cavités droites sont gorgées d'un sang noir en caillots diffluents ; les cavités gauches sont vides.

L'orifice aortique est le siége d'altérations remarquables ; la valvule sygmoïde droite est saine ; la gauche présente à sa partie moyenne, sur la face ventriculaire, une petite production polypiforme de la grosseur d'une tête d'épingle, creuse à l'intérieur et s'ouvrant sur la face aortique.

Quant à la valvule moyenne ou postérieure, sa portion libre est percée de deux ouvertures pouvant laisser passer un pois, séparées par une bride de tissu sain. Les bords de ces ouvertures sont très-épaissis, indurés et couverts de petites végétations d'un rouge jaunâtre, assez résistantes, présentant l'aspect de choux-fleurs.

Au-dessous de cette valvule ainsi altérée existe une cavité profonde et anfractueuse, au niveau de laquelle l'endocarde a disparu, et le tissu du cœur apparaît déchiqueté, comme miné par le sang. Cette cavité peut admettre le pouce ; elle est comme taillée à l'emporte-pièce dans le plan musculaire qui forme la base de la cloison interventriculaire. Si on fait pénétrer un stylet dans son intérieur, on le voit ressortir par l'oreillette droite. Là ce diverticulum anévrysmal aboutit au-dessus de la valve interne de l'orifice tricuspide et fait saillie dans l'oreillette, sous l'aspect d'une végétation polypiforme, creuse en dedans, de forme cylindrique et mesurant 2 à 3 centimètres de long environ. Au-dessous de ce prolongement est une ouverture déchiquetée, proéminant du côté de l'oreillette et pouvant admettre une plume d'oie. Cette ouverture correspond au fond de la dépression signalée dans le ventricule gauche, de sorte qu'elle établit une communication entre ce dernier et l'oreillette droite. Autour de cette perforation, la paroi du cœur n'est représentée que par une faible épaisseur de tissu musculaire qui forme le fond de la cavité anévrysmale.

Le stylet introduit par l'orifice du ventricule gauche et dirigé en haut conduit encore dans un autre diverticulum qui n'est autre que la tumeur saillante à la base du cœur. Cette poche est remplie de caillots fibrineux, assez denses; ses parois sont formées par le tissu cellulaire sous-péricardique et infiltrées de pus.

La valvule mitrale est saine. Il en est de même des orifices du cœur droit.

Le cœur ne présente pas d'autres altérations.

A l'ouverture de l'abdomen, estomac et côlon distendus par les gaz. Rien de notable.

Foie normal ; *rate* un peu grosse, saine ; *reins,* idem.

L'utérus est bien revenu ; pas de pus dans les annexes.

Examen microscopique du cœur. L'examen de la pièce a montré que le tissu musculaire était atteint de dégénérescence graisseuse dans les parties voisines de l'anévrysme, tandis que les fibres étaient saines et avaient conservé leur striation dans les autres points. A la surface interne de cette poche, on trouvait de la graisse en gouttelettes et de la fibrine en régression granuleuse. Le cul-de-sac polypiforme, saillant dans l'oreillette droite, comprenait de dehors en dedans une couche de fibrine et au-dessous un tissu formé de cellules embryonnaires, réunies par une faible quantité de substance intercellulaire. Les cellules plasmatiques et le tissu élastique de l'endocarde avaient presque complétement disparu.

Obs. XI. — *Endocardite aiguë. Anévrysme de la cloison, menaçant de s'ouvrir dans l'infundibulum du ventricule droit.* (Communiquée par mon ami et collègue P. Pâris.)—Bray (Alexandre), 23 ans, brasseur, entre, le 19 octobre 1864, à l'hôpital Saint-Antoine, salle Saint-Augustin, n° 6.

Excepté une fièvre intermittente, il y a plusieurs années, il n'accuse aucune maladie antérieure. Depuis trois semaines, il souffre de douleurs rhumatismales qui l'ont forcé de s'aliter. Les jambes ont été enflées. Il y a dix jours, en s'agitant pendant son sommeil, il se découvrit complétement. Il se reveilla tout refroidi et depuis lors il tousse et a des battements de cœur. Il dit en outre avoir des accès de fièvre, deux fois par jour.

C'est un homme robuste, d'une bonne constitution. Sa face est pâle, exprimant un peu d'angoisse. Il s'agite beaucoup, se couche tantôt d'un côté tantôt de l'autre, rarement sur le dos. Sa parole est brève, interrompue de temps à autre par une toux sèche et courte ; 36 respir. par minute. Submatité en arrière, à la base du poumon gauche ; murmure respiratoire légèrement affaibli ; quelques râles sous-crépitants.

Il se plaint d'une douleur à la région précordiale et de palpitations Il n'y a pas d'impulsion plus forte, ni de matité plus étendue que d'habitude. Les bruits du cœur sont sourds, mais distincts. On entend un souffle doux au premier temps, à peu près également fort à la base et à la pointe, et paraissant se prolonger dans l'aorte. Bruit de souffle intermittent dans la carotide. Pouls plein, régulier, à 120. Peau chaude et sèche ; soif vive ; pas de diarrhée, ni de vomissement.

Le 20. Quatre ventouses scarifiées à la région précordiale ; saignée de 500 gr. A la suite de l'émission sanguine, un peu de calme, douleur précordiale moindre.

Le 21. Nuit assez calme, un peu moins d'agitation. Pouls, 110, intermittent, irrégulier. — Vésicatoire à la région du cœur.

Le 26. Nuit agitée, peau chaude, moite. Pouls, 124 ; respiration courte, 40 ; langue sèche ; constipation. Rien dans les poumons. A l'auscultation du cœur, bruit de souffle au premier temps et peut-être au deuxième, difficile à constater, à cause du tumulte des battements ; il semble devenir un peu plus rude. De temps à autre un peu de délire. — Il meurt dans la nuit à deux heures du matin.

J'ai pu, grâce à mon ami et collègue P. Pâris, étudier le cœur de ce malade, et voici ce que j'ai constaté :

Cet organe est manifestement augmenté de volume, et cette hypertrophie porte surtout sur le ventricule gauche. Il n'y a point trace de péricardite.

Le cœur étant ouvert, on trouve l'orifice mitral sain. Il n'en est pas de même de l'aortique. Les valvules sygmoïdes postérieure et gauche ne présentent rien d'anormal ; mais, au niveau de la droite, on remarque des altérations importantes. Cette valvule est perforée à son centre et détachée presque entièrement à sa base. Les bords de ces pertes de substance sont déchiquetés en lambeaux qui flottent dans l'orifice artériel. Le tissu de la valvule n'est pas induré, ni couvert de végétations, mais légèrement épaissi. Immédiatement au-dessous de cette valvule, se voit un orifice allongé transversalement, à bords lacérés, formés par des lambeaux d'endocarde épaissi. Il mesure 2 centim. et demi de longeur sur 1 centim. et demi de largeur. Il conduit dans une cavité anfractueuse, pouvant loger une noisette, où le tissu du cœur est à nu, et présente un aspect grenu et friable. L'endocarde ne pénétre pas dans cette poche de nouvelle formation et s'arrête sur les bords. Le fond de la cavité, creusée dans l'épaisseur de la partie antérieure de la cloison, correspond à l'infundibulum de l'artère pulmonaire dont il n'est séparé que par une faible épaisseur de tissu. Un peu plus, il y aurait une perforation complète et une communication des deux ventricules. Aucun altération dans l'aorte ni dans le cœur droit.

L'examen microscopique des parois de l'ulcération anévrysmale a montré que la surface interne était formée de granulations graisseuses, de fibres musculaires graisseuses brisées pour la plupart, et que le tissu conjonctif intermusculaire était proliféré. Une couche de fibrine amorphe était aussi déposée à la surface interne en certains points. Dans les autres parties du cœur, le tissu musculaire n'avait pas subi de dégénérescence.

Obs. XII. — *Anévrysme de la partie supérieure de la cloison, faisant saillie à l'extérieur, s'ouvrant dans le ventricule gauche par trois orifices, et ne communiquant pas avec le cœur droit.* (Communiquée par mon collègue Lépine, interne des hôpitaux.) (Voir pl. II, fig. 1.) — La nommée X..., âgée de 51 ans, fabricante de chapeaux, entre, le 27 mars 1866, dans le service de M. le Dr Jaccoud, à Lourcine, salle Saint-Clément, n° 4.

Elle ne donne que peu de renseignements sur son état antérieur. Elle n'a jamais eu de rhumatismes; depuis longtemps déjà elle est sujette à des palpitations.

A son entrée, la malade présente l'état suivant : Face extrêmement pâle, lèvres cyanosées, anxiété extrême, lipothymies très-fréquentes qui se renouvellent presque chaque fois qu'elle essaye de se mettre sur son séant. Elle présente les signes de l'asystolie la plus complète. Les mouvements du cœur sont si faibles et si précipités que l'auscultation est impossible. La fréquence et la petitesse du pouls sont telles qu'on ne peut le compter. Il y avait lieu de penser, dit M. Jaccoud, lorsqu'il présenta la pièce à la Société médicale des hôpitaux, que la malade allait succomber très-rapidement, sans qu'il fût possible de porter un diagnostic plus précis que celui-ci : Affection du cœur. Cependant au bout de quarante-huit heures, un calme relatif survint et on put pratiquer l'auscultation du cœur. Voici ce qu'elle révélait : à la base, double bruit de souffle; l'un systolique qui présentait un caractère de rudesse très-prononcé, couvrant le premier bruit normal et le petit silence; l'autre au second temps, plus doux et plus court.

Deux bruits de souffle s'entendaient également à la pointe, et on était porté d'abord à les considérer comme le résultat de la propagation des bruits morbides fort intenses qu'on percevait à la base.

Mais par un examen plus attentif, on acquérait bientôt la conviction, que ni la tonalité des deux souffles de la pointe, ni les rapports de durée qu'ils affectaient entre eux, ne permettaient de s'arrêter à cette hypothèse. Il fallait donc attribuer aux bruits de la pointe une origine différente, et l'on était naturellement conduit à admettre l'existence d'une lésion des valvules aortiques et une altération de la valvule mitrale. Tel fut effectivement le diagnostic porté.

Après une légère amélioration de courte durée, la malade succomba le 8 avril.

Autopsie. — Poumons très-engoués à la base; pas de pneumonie. Je dois à l'obligeance de M. le Dr Jaccoud d'avoir pu étudier le cœur de cette malade.

Cœur légèrement hypertrophié. Les cavités droites sont dilatées, surtout l'oreillette qui est énorme. A la base des ventricules est une petite tumeur du volume d'un œuf de pigeon, occupant l'espace compris entre les deux oreillettes en arrière et l'aorte en avant ; elle fait une saillie plus prononcée du côté de l'oreillette droite qu'elle comprime.

Le cœur étant ouvert, on observe à l'orifice aortique principalement des lésions remarquables. Les trois valvules sygmoïdes, soudées entre elles par leurs bords libres, laissent un étroit passage, de forme triangulaire, qui peut admettre au plus une plume d'oie ; il en résulte une insuffisance absolue et un rétrécissement très-prononcé. On pratique une section longitudinale de l'origine de l'aorte, passant par la valvule gauche, et l'orifice étant déployé, on peut constater les altérations suivantes (voir pl. II, fig. 1).

Les trois valvules, soudées entre elles, sont considérablement épaissies et revenues sur elles-mêmes. Cet épaississement porte surtout sur leur bord libre, qui se présente sous forme d'un bourrelet épais et arrondi. Leur consistance est presque cartilagineuse, et, en certains points, elles présentent des opacités et de petites plaques calcaires, altérations qu'on remarque également à l'origine de l'aorte.

A l'angle de réunion des valvules droite et postérieure, et au même point, entre la valvule postérieure et la gauche, se voient deux ulcérations de la grosseur d'un pois, à bords fongueux, tuméfiés et végétants, d'un rouge assez vif. La dernière de ces ulcérations, située entre les sygmoïdes gauche et postérieure, bien qu'assez profonde, se termine en cul-de-sac. Il n'en est pas de même de celle qui est située entre les valvules droite et postérieure ; celle-ci est un orifice qui conduit dans la tumeur extérieure signalée plus haut. Au-dessous de la valvule droite et de sa réunion avec la postérieure est une troisième ulcération. Celle-ci est très-grande ; elle mesure 2 centim. et demi de longueur sur 1 centim. de large, et est accompagnée d'un autre petit orifice, du diamètre d'une tête d'épingle. Cette ulcération a des bords nettement tranchés, taillés à pic et légèrement déchiquetés. Elle conduit également dans la tumeur de la base des ventricules.

Celle-ci, développée derrière l'origine de l'aorte et au devant des oreillettes, est remplie de caillots mous, noirâtres, d'origine récente. Les parois sont minces, infiltrées de pus et entourées de petits abcès développés dans le tissu cellulaire ambiant. Sa surface interne est lisse et légèrement plissée. Cette tumeur forme donc une cavité anévrysmale, développée à l'extérieur du cœur et communiquant avec la cavité du ventricule par trois orifices.

La valvule mitrale présente quelques plaques calcaires.

La portion de l'oreillette droite qui correspond à la saillie de l'anévrysme est mince et fibreuse. Rien aux orifices du cœur droit.

OBS. XIII. — *Anévrysme de la cloison, faisant saillie dans les cavités droites, sous forme de quatre poches membraneuses* (J. Pereira, London med.

Gazette, oct. 1845).— Une jeune fille de 15 ans, domestique, entra à l'hôpital de Londres, dans le service du Dr Luke, le 15 février 1845. Il paraît
que le 7 février elle fut envoyée par sa maîtresse chercher de la bière, et
que, marchant avec le panier à la main, elle tomba sur les bouteilles
qu'elle cassa. Un fragment de verre lui fit au cou une blessure qui fournit
beaucoup de sang noir et la fit tomber en syncope. Ramenée chez elle,
on lui fit garder le repos, et tout alla bien jusqu'au 13 février. Ce jour-là
elle prit un peu d'exercice, et dans la nuit il survint une abondante hémorrhagie par la plaie. A son entrée à l'hôpital, on constata une plaie qui
pouvait avoir 1 pouce de long, un peu au-dessus du sternum. On n'apercevait aucune trace de travail de réparation, ni commencement de cicatrice, ni secrétion purulente. Le 16 février, en pansant la malade, il
s'écoula de nouveau une petite quantité de sang veineux, et l'élève qui
faisait le pansement reconnut par hasard l'existence d'un violent *murmure*
au niveau du sternum. Le 17, le Dr J. Pereira la vit pour la première fois.
Il apprit qu'elle s'était très-bien portée jusque trois ans auparavant,
époque à laquelle elle avait été affectée d'un violent rhumatisme qui lui
avait fait garder le lit pendant plusieurs semaines. La convalescence fut
très-longue, et depuis lors il lui fut impossible de courir ou de monter les
escaliers, sans éprouver une gêne de la respiration et des palpitations de
cœur qui la forçaient à s'arrêter. Elle n'avait jamais eu les jambes enflées ;
mais on apprit plus tard, de sa mère, que ce renseignement était inexact. Elle
paraissait du reste dans d'excellentes conditions ; son teint était coloré, ses
membres bien développés ; elle était très-gaie et s'amusait beaucoup de
l'intérêt que les médecins paraissaient attacher à l'étude des phénomènes
qui se passaient dans sa poitrine. Elle avait la conscience d'un bruit qui
se passait de ce côté ; mais elle affirmait que sa mère lui avait dit qu'il
avait toujours existé. La résonnance de la poitrine était normale, et la
matité de la région précordiale n'était pas augmentée. L'impulsion du
cœur était peut-être un peu au-dessous de l'état normal ; mais ce qu'il y
avait de plus remarquable, c'était un murmure *systolique* très-fort, superficiel, qui se percevait sous le sternum et des deux côtés de cet os. Ce
murmure tenait le milieu entre le bruit de scie et le bruit de soufflet. On
l'entendait dans une grande étendue, et il était fort difficile de déterminer
le point *maximum* de son intensité. En effet, il paraissait presque aussi
fort dans deux points situés à 1 pouce et demi de distance l'un de l'autre :
sous le sternum à gauche, au niveau de l'espace compris entre les cartilages des troisième et quatrième côtes (ou comme on le présuma, au niveau
des valvules semi-lunaires), et sous le sternum un peu à droite, au niveau
du cartilage de la cinquième côte ; entre ces deux points le murmure était
encore fort intense, mais pas autant que dans les points précédents. On
percevait encore ce murmure dans toute l'étendue du thorax, occupée par
le cœur droit, ainsi que dans toute la partie antérieure droite de la poitrine. Il allait cependant en s'affaiblissant, à partir des cartilages de la
troisième côte droite. Il était très-distinct sur le trajet de l'artère inno-

minée, et se propageait jusque dans les carotides. Du côté gauche, on n'en trouvait plus de trace, passé la deuxième côte. En arrière, on l'entendait, mais faiblement, au niveau de la troisième vertèbre dorsale et quelque peu au-dessous de ce point. En outre il y avait un frémissement vibratoire très-fort, qui était à son maximum dans l'espace compris entre les cartilages de la troisième et de la quatrième côte, près du sternum. Le système veineux n'était pas fortement congestionné. La face n'était pas violacée, mais bien rosée, comme celle d'une personne chez laquelle le sang est parfaitement artérialisé ; les veines jugulaires n'offraient ni gonflement, ni pulsations. Le pouls était un peu vite, régulier, mou et un peu plein, mais non bondissant. Le 19, cette jeune fille avait de la fièvre, elle paraissait plus faible. Du reste, depuis le 17, elle avait eu deux hémorrhagies peu abondantes, et le jour même une hémorrhagie de plusieurs onces. Le 20, les accidents fébriles étaient plus intenses ; soif vive, perte de l'appétit ; dans la soirée, violent frisson. Du 21 au 28, l'affaiblissement alla toujours en augmentant ; ce jour-là la respiration s'embarrassa ; état comateux ; l'œil droit fournissait un peu de pus, et la cornée était opaline. La mort eut lieu le 2 mars.

Autopsie. La plaie du cou était située à 1 demi-pouce au-dessus du sternum ; elle intéressait le feuillet profond de l'aponévrose cervicale et avait ouvert un sinus qui faisait communiquer la veine jugulaire antérieure et les veines thyroïdiennes ; elle renfermait 2 ou 3 drachmes de pus de bonne nature. Le cerveau était congestionné ; les poumons sains ainsi que le foie ; la rate ramollie était le siége de plusieurs abcès ; les deux reins renfermaient également de nombreux abcès d'un volume variable, depuis celui d'une tête d'épingle jusqu'à celui d'un pois. La cornée de l'œil droit était opaque, et on voyait un peu de pus nageant dans le liquide de l'humeur aqueuse. Le péricarde offrait des vestiges d'inflammation antérieure, tels que des plaques de lymphe plastique fortement adhérentes au tissu sous-jacent, de nombreuses petites masses granuleuses au niveau de l'oreillette droite ; tissu musculaire parfaitement sain ; même état de l'oreillette et du ventricule droits, de l'artère pulmonaire et de ses valvules. Le trou était entr'ouvert, mais presque entièrement fermé par une valvule ; l'oreillette et le ventricule gauche avaient leur épaisseur et leur dimension ordinaires, si l'on en excepte le ventricule, qui était un peu plus épais. *Il y avait une communication anévrysmale entre le ventricule droit et le ventricule gauche du cœur.* L'ouverture de cet anévrysme se trouvait immédiatement au-dessous de la valvule aortique droite et de l'angle compris entre cette valvule et la postérieure ; elle était limitée supérieurement par la valvule sygmoïde droite et le point de réunion de cette valvule et de la valvule postérieure, et inférieurement par la paroi du ventricule gauche. Elle était assez large pour loger l'extrémité du petit doigt ; elle avait la forme d'un croissant dont la convexité se trouvait en bas, tournée vers la valvule postérieure et la concavité en haut. L'ouverture était limitée à sa partie inférieure par une

portion de la cloison tapissée par une membrane résistante, dans laquelle
se trouvaient déposés des lambeaux de lymphe plastique qui lui donnaient
un aspect rugueux. Le sac ou la cavité de l'anévrysme avait à peu près
la grosseur d'une petite noisette; il était tapissé par une membrane
mince, lisse, qui se continuait avec la membrane interne du ventricule.
A sa partie postérieure, il y avait quatre petites poches qui faisaient
saillie dans les cavités droites du cœur, et dont une s'était rompue. Une
de ces poches faisait saillie dans cette portion du ventricule droit que
les anatomistes appellent *infundibulum* ou chambre pulmonaire du ventricule droit; elle se trouvait là en rapport avec le segment antérieur ou
la longue portion de la valvule tricuspide, et elle adhérait à la surface de
la soupape qui fait face à l'artère pulmonaire. Une deuxième poche faisait
médiocrement saillie dans l'orifice auriculo-ventriculaire droit, au niveau
du cercle tendineux; la troisième poche était située un peu au-dessous
de la deuxième et occupait la base du segment antérieur de la valvule
tricuspide. Quant à la quatrième, qui s'était rompue, elle avait traversé la valvule, et c'est celle que nous allons décrire maintenant. Des
trois divisions ou des trois replis de la valvule tricuspide, deux (la droite
ou postérieure, la gauche ou interne) étaient parfaitement saines. Il n'en
était pas de même de la subdivision intérieure du grand segment qui s'op-
pose au passage du sang dans l'artère pulmonaire pendant la diastole. Du
côté de l'oreillette, elle était tapissée par de la lymphe plastique solide, et
dans une portion de son étendue (environ l'étendue d'une pièce de 12 sols
anglais), elle était dilatée et formait une poche qui faisait saillie à la manière d'un cône tronqué. Le centre du cône était occupé par une ouverture
qui aurait pu donner passage à une grosse plume. Une portion de la valvule
unie au pourtour de la poche, ainsi qu'une partie du bord libre, adhéraient
à la paroi ventriculaire, de manière que l'insuffisance était des plus notables. Il résulte de cette disposition que pendant la diastole des ventricules,
au moment où le sang n'était pas chassé du ventricule gauche dans le ventricule droit, à travers l'anévrysme, l'ouverture se trouvait dans le ventricule droit; et il est clair également que si la valvule n'eût pas contracté
des adhérences avec la paroi du ventricule droit, l'ouverture de l'anévrysme se fût trouvée pendant la systole (c'est à-dire pendant le passage
du sang du ventricule gauche dans le ventricule droit) sur le plancher de
l'oreillette droite, c'est-à-dire à la surface auriculaire de la valvule qui,
à cette période des mouvements du cœur, fait partie du plancher de l'o-
reillette. Il semblait, en outre, que le sang que les contractions du ventricule gauche poussaient dans l'anévrysme, devait pénétrer dans l'oreillette droite par suite de la direction de l'ouverture terminale pendant la
systole du cœur; par suite de la saillie que faisait la poche dans l'oreillette, enfin par le reflux du sang qui, chassé par le ventricule droit, passait à travers le canal valvulaire incomplétement fermé. Les valvules
aortiques étaient saines, quoiqu'un peu opaques; la valvule droite était
plus volumineuse que les autres, et vers son bord libre elle était percée

de huit ou neuf petits trous. La portion renflée de la valvule était pendante et couvrait en partie l'orifice du sac anévrysmal. A la partie supérieure du segment antérieur ou droit de la valvule mitrale on apercevait une large plaque de lymphe plastique de forme ovale. Cette plaque se trouvait dans une situation telle, que, pendant la diastole du cœur, c'est-à-dire au moment où cette portion de la valvule regarde l'orifice de l'aorte, elle devait se trouver en rapport avec l'orifice du sac anévrysmal.

Obs. XIV. — *Anévrysme de la cloison ouvert dans l'oreillette gauche,* (Buxton, Shillitoe. *Pathol. Soc. transact.* Déc. 1857, page 80.) — Un commerçant, d'une bonne santé et d'une vie sobre, avait eu, seize ans auparavant des attaques de rhumatisme. Depuis trois mois il était repris de symptômes aigus, avait de la fièvre, des douleurs dans les jambes revenant par accès. Il s'était alité depuis un mois, lorsque je le vis. Je ne reconnus aucune maladie de cœur. Pouls 68, plein, régulier. Seize jours avant sa mort, il fut pris d'un sentiment de pesanteur à la région précordiale, et on entendit un double bruit de souffle au niveau du troisième cartilage costal.

A l'autopsie, demi-pinte de sérum sanguinolent dans la plèvre. Abcès gangréneux dans le lobe inférieur du poumon droit. 10 à 12 onces de fluide sanguin dans le péricarde.

Note du Dr Peacock. — Cœur hypertrophié. Ventricule droit élargi. Orifices du cœur droit dilatés. La cavité de l'oreillette gauche était très-réduite, par la présence d'une tumeur qui partait de sa paroi antérieure et avait le volume d'un œuf de cane. Cette tumeur était élastique et présentait à son extrémité une ouverture du diamètre d'une pièce de 3 penny. Quand on l'ouvrit, on la trouva remplie de sang coagulé et en partie décoloré. L'orifice auriculo-ventriculaire gauche mesurait 36 lignes de circonférence. Le bord libre de cette valvule était épaissi et opaque, et vu la compression exercée par la tumeur, cet orifice ne pouvait se fermer complétement. La valvule sygmoïde droite était raccourcie; ses bords indurés, son sinus rétréci. La postérieure gauche était entièrement détruite et remplacée par une masse ferme, dense, qui faisait saillie de manière à gêner beaucoup le cours du sang venant du ventricule. Au-dessous de l'orifice aortique, il y avait une ouverture longue, mais étroite, qui conduisait dans une cavité située entre les valvules semi-lunaires et le bord libre de la mitrale. Cette cavité était creusée dans la substance de la base du ventricule gauche et faisait saillie dans l'oreillette, sous la forme de la tumeur déjà décrite. On pouvait aisément faire passer une plume à travers cette ouverture, du ventricule gauche dans la cavité, et de là dans l'oreillette gauche ; mais quoique les valvules fussent aussi perforées, il n'y avait pas communication directe entre la cavité et l'aorte. Cette cavité était presque entièrement remplie par un caillot décoloré ; la substance du ventricule environnante avait subi une dégénération fibro-cartilagineuse, était pâle et très-indurée. L'aorte, quoique dilatée, était saine. Dépôts fibrineux dans la rate et les reins.

Obs. XV. — *Anévrysme du septum proéminant dans l'oreillette gauche.*
(Dittrich, *Prager Vierteljahrsschrift*, 1852) (obs. 3). — Jeune fille de
24 ans. Amaigrissement, anasarque ; coloration ictérique ; pneumonie
croupale du poumon droit, excepté à sa partie antérieure, qui est emphy-
sémateuse ; grossesse de six mois. Dans le péricarde, environ 1 livre de
sérum avec petits flocons de fibrine coagulée ; hypertrophie excentrique
du ventricule gauche ; valvules de l'aorte, insuffisantes, épaissies, ratati-
nées, irrégulières, couvertes de végétations fibrineuses. Dans la partie
charnue des ventricules, au-dessous des deux valvules postérieures de
l'aorte, est une cavité triangulaire, pouvant loger une fève, à bords fermes, fibreux et calleux. Une seconde cavité plus anfractueuse se trouve
à la base de la valvule gauche postérieure, qui paraît en ce point entièrement déchirée. Ces deux orifices conduisent dans une cavité qui forme
d'abord un petit canal, mais devient bientôt sphérique, du volume d'un
œuf de pigeon, et se loge dans le septum des oreillettes, au-dessous de
la fosse ovale, proéminent dans l'oreillette gauche par un grand segment, et par un autre segment dans le péricarde, à la base du cœur, dans
l'espace compris entre l'oreillette gauche, l'aorte et l'artère pulmonaire.
Les parois de cet anévrysme de l'oreillette sont fermes, solides, quoique
minces ; sa surface interne est revêtue d'une membrane lisse, et dans
plusieurs endroits d'une couche de fibrine déjà très-adhérente. Le canal
assez court qui part de ces deux cavités se termine à droite au niveau de
l'endocarde très-épaissi du ventricule droit, et la lame interne correspondante de la tricuspide est comme attirée et adhérente par ses cordons
tendineux.

Dans les réflexions qui accompagnent cette observation, Dittrich dit qu'il la considère comme un exemple d'anévrysme
guéri et consolidé ; il se fonde sur l'état fibreux des orifices, l'é-
paisseur de l'endocarde du ventricule droit, et sur le dépôt fibrineux.

Obs. XVI. — *Anévrysme disséquant du cœur.* (Tod, *London med. Gazette*, août 1846, et *Arch. méd.*, 1847, p. 104.) — Femme de 36 ans. Ayant
mené une vie dévergondée, buvait trois à quatre verres de genièvre par
jour ; depuis trois mois, difficulté de respirer, orthopnée ; crachements
de sang ; jamais de rhumatismes. A son entrée, dyspnée extrême ; ictère ;
développement du foie ; œdème des membres inférieurs ; pouls faible,
bondissant, 112 ; pas de matité à la région précordiale ; l'impulsion n'a-
vait rien de particulier. Ce qui attirait surtout l'attention, c'était un
bruit de souffle fort, mais d'un timbre doux, qui accompagnait la systole
et qu'on percevait très-distinctement à la pointe du cœur. Ce bruit s'entendait également en arrière, au niveau de l'angle de l'omoplate, du côté
gauche ; mais là il était beaucoup plus faible qu'en avant. Il y avait en
outre un fort bruit de souffle à la base du cœur et qui remplaçait le

deuxième bruit. Urines albumineuses. Succombe au bout de quelques jours.

Autopsie. Dilatation des deux ventricules du cœur et légère hypertrophie du ventricule gauche ; la valvule mitrale était épaissie à son bord libre ; les valvules aortiques étaient saines, mais il s'était formé derrière l'une d'elles une espèce de canal qui établissait une communication entre le ventricule et l'artère ; c'était derrière la valve postérieure que ce canal était creusé, et ses dimensions étaient telles, qu'on pouvait introduire le doigt du ventricule dans l'aorte, et réciproquement. L'orifice qui s'était formé dans le ventricule était situé à 3 ou 4 lignes au-dessous du point d'attache de la valvule. Cet orifice conduisait non-seulement dans le canal dont nous avons parlé, mais encore dans une poche anévrysmale distincte qui aurait pu loger une noix et qui faisait saillie dans l'oreillette droite immédiatement au-dessus du lieu d'insertion de l'une des portions de la valvule tricuspide, mais cependant sans mettre notablement obstacle au cours du sang. Ce sac contenait des caillots lamelleux qui le remplissaient presque entièrement et qui mettaient obstacle à un agrandissement plus considérable de cette tumeur. L'ouverture supérieure du canal était entourée de nombreuses plaques de matière opaque, déposées sous la membrane interne de l'aorte. Quant à l'anévrysme, il s'était développé immédiatement au-dessous de la portion charnue de la chambre antérieure du ventricule, dans l'intervalle des festons fibreux qui donnent attache aux valvules semi-lunaires droite et moyenne , dans le point où les parois du cœur ne sont formées que par la membrane interne soutenue par un peu de tissu aréolaire qui fait partie des parois de l'oreillette droite, immédiatement au-dessus de la zone fibreuse qui sépare le ventricule de l'oreillette.

CHAPITRE III.

ANÉVRYSME DES PAROIS.

L'anévrysme des parois succède rarement à l'inflammation aiguë, et dans la majorité des cas, ainsi que nous le verrons plus loin, il se forme par un autre mécanisme. L'endocardite se porte en effet de préférence sur les tissus fibreux comme les valvules ou la partie supérieure de la cloison, et n'affecte que peu souvent l'endocarde des autres portions. Cependant quelquefois celui-ci est atteint par l'inflammation, et un anévrysme peut en être la conséquence. Mais, ici, rarement l'endocarde est seul en jeu ; le myocarde participe plus ou moins aux altérations; quelquefois même il en est le point de départ. Il faut donc, avant d'étudier comment l'anévrysme peut se produire dans ce cas, dire quelques mots de la myocardite aiguë.

On peut en reconnaître deux espèces : l'une qui affecterait primitivement l'élément musculaire lui-même, c'est la *myocardite parenchymateuse;* l'autre, le tissu conjonctif intermusculaire, c'est la *myocardite interstitielle.*

La première forme, créée par Virchow, ne semble pas établie d'une façon bien positive. Pour lui, et pour Otto Weber (1), la lésion primitive de la myocardite portant sur la fibre musculaire elle-même serait la dégénérescence graisseuse de cette fibre. Il y a là quelque chose qui n'est pas conforme aux lois posées par le grand pathologiste lui-même. On se figure mal un processus actif représenté par la résolution graisseuse des éléments. Mais, dans l'absence de faits suffisants pour juger la question, il vaut mieux la passer sous silence.

Il n'en est pas de même de la myocardite interstitielle; celle-ci est parfaitement démontrée. Elle débute par l'élément conjonctif qui sépare les faisceaux musculaires. Sous son influence, on voit les cellules de ce tissu proliférer, se rapprocher, écarter les fibres musculaires et former de petits foyers plus ou moins circonscrits. Si le processus n'est pas très-aigu, l'altération ne dépasse pas le ramollissement inflammatoire; s'il est rapide, les éléments se rassemblent en masse purulente : il se forme un abcès. Ces phénomènes n'ont pas lieu, il est vrai, sans retentir sur la fibre musculaire. Sous cette influence de voisinage, on voit les noyaux du sarcolemme grossir et se multiplier par une scission plusieurs fois répétée. La fibre elle-même devient cassante, elle perd sa striation; son contenu est trouble et granuleux; le sarcolemme finit par se rompre, et la transformation graisseuse, la mort graisseuse, si l'on peut dire, est alors complète. Mais ces phénomènes sont le résultat de l'inflammation du tissu conjonctif voisin, et non l'effet immédiat d'une irritation propre. Ils sont l'effet d'une nutrition insuffisante qui ne permet plus au muscle de fonctionner. On les voit se produire dans bien d'autres circonstances, où le muscle ne joue qu'un rôle passif, au

____

(1) *Handbuch. Allgemein und spec. Path.,* von Pitha et Billroth.

voisinage des tumeurs qui le compriment, quand l'artère correspondante est oblitérée, etc., et, dans tous ces cas, il n'y a dans le faisceau musculaire lui-même aucun phénomène qu'on puisse appeler inflammatoire.

Quel est le point de départ de la myocardite? Cette altération naît-elle primitivement au milieu de la masse musculaire? Il peut en être ainsi sans doute dans certaines circonstances, mais, dans la grande majorité des cas, la myocardite est une lésion secondaire qui succède à l'endocardite ou à la péricardite. Si l'on se rappelle que l'élément musculaire du cœur est enclavé dans une trame conjonctive, que c'est la condensation et l'épaississement de cette trame à ses deux faces qui forment les deux séreuses du cœur, on comprendra avec quelle facilité l'inflammation de ces séreuses peut se communiquer au tissu intermusculaire profond et amener les altérations décrites plus haut. Aussi Bamberger (1) regarde-t-il l'inflammation de ces trois couches comme se propageant aisément de l'une à l'autre, et les faisant en quelque sorte solidaires entre elles.

Quoi qu'il en soit, les altérations qui résultent de la myocardite sont le ramollissement inflammatoire et les abcès. Voyons dans quelles conditions un anévrysme peut leur succéder.

Lorsque, ce qui arrive le plus communément, c'est l'endocarde qui a été le point de départ de la myocardite, les couches superficielles seules sont atteintes d'abord. La membrane, ramollie, ne tarde pas à se déchirer sous l'effort du sang, et il en résulte une ulcération dont le fond est formé par des tissus mous et friables. Le sang s'engage dans cette plaie, la creuse, la dilate, et bientôt y forme une cavité anévrysmatique plus ou moins circonscrite. C'est ce que M. Bouillaud avait bien décrit dans son chapitre de la *cardite ulcérative*. Pour lui, « les ulcérations du tissu musculaire du cœur sont ordinairement, constamment peut-être, précédées de l'érosion de la membrane interne du cœur. » Mais il a été trop exclusif en faisant de l'ulcération la cause principale des anévrysmes, alors qu'ils n'en sont qu'une conséquence fort rare.

A cette variété rare paraissent se rattacher deux cas rapportés

(1) *Lehrbuch der Krankheiten des Herzens*, 1857.

par Virchow et Herzfelder. Dans le premier (1), il s'agissait d'une endomyocardite aiguë, développée sous l'influence de la syphilis. La paroi postérieure du cœur droit présentait une ulcération profonde qui s'était convertie en un anévrysme partiel.

Dans le second cas, rapporté par Herzfelder (2), on trouva, à l'autopsie d'un homme mort de myocardite, la paroi antérieure du ventricule gauche excavée à sa face interne. A ce niveau, le tissu musculaire était déchiré et creusé dans la moitié de son épaisseur. Rokitansky, qui examina la pièce, assura que c'était un anévrysme partiel.

Si l'ulcération peut produire un anévrysme, il n'est pas aussi bien démontré qu'il en soit de même des abcès. L'effet le plus habituel de leur ouverture est en effet la pyohémie et la mort; ou bien ils restent enkystés, passent à l'état caséeux et forment probablement ces masses blanchâtres que l'on a appelées *tubercules du cœur*. Quelquefois ils deviennent le siége de productions calcaires ou même osseuses, ainsi que j'ai eu l'occasion d'en faire voir un exemple l'année dernière à la Société anatomique (3).

Mais peut-il arriver que l'abcès, s'ouvrant dans le cœur, n'amène pas une terminaison rapidement funeste et puisse donner lieu à un anévrysme? On peut jusqu'à un certain point en comprendre la possibilité; mais j'avoue pour ma part que, malgré les recherches les plus actives faites dans ce sens, je n'ai pu trouver une seule observation qui m'en donne la preuve certaine. Telle est aussi l'opinion de Thurnam, Peacock et Cruveilhier, qui disent n'en avoir observé aucun exemple.

Les deux faits qui auraient le plus favorisé la formation d'un anévrysme sont ceux de Chance et de Stallard que je vais rapporter; mais, dans tous les deux, la mort survint rapidement et ne donna pas à l'anévrysme le temps de se former. D'après ces réflexions, je mets en doute qu'un anévrysme puisse succéder à un abcès, tout en admettant la possibilité.

OBSERVATION du Dr E.-J. Chance (4). *Abcès des parois ouvert dans le cœur.* — Un enfant de 13 ans, délicat, mais bien portant, se plaignit, quelques

(1) Virchow, *Syphilis constitutionnelle*, trad. Picard. 1860.
(2) *Zeitschrift der Ärtze zu* Wien, p. 468; 1860.
(3) *Bulletins de la Société anat.*, 1866.
(4) *The Lancet*, mai 1846, et *Archives gén. de méd.*, 1846, p. 165.

instants après son repas, de douleurs vers l'estomac et vers la tête. A deux heures du matin, il rendit ce qu'il avait mangé la veille, et tomba dans une espèce de faiblesse, comme s'il eût perdu la parole. Le lendemain, affaiblissement, pâleur, pouls fréquent, presque insensible, douleurs dans l'hypochondre droit. Dans la soirée, il tomba dans le coma avec quelques mouvements convulsifs. Le lendemain, on aperçut sur les joues et sur les mains une éruption pustuleuse analogue à la variole; il mourut dans la journée.

A l'*autopsie*, congestion du cerveau et de ses membranes ; inflammation de l'estomac et de l'intestin grêle, surtout de la grosse extrémité et du duodénum. Le foie renfermait six ou huit tubercules le long du bord antérieur, gros comme des pois et paraissant en voie de suppuration. Le péricarde renfermait un liquide trouble, jaunâtre, ressemblant à un mélange de pus et d'eau; les vaisseaux du cœur étaient volumineux et gorgés de sang; le cœur lui-même, parsemé de petites ecchymoses d'un volume variable, depuis la pointe d'une épingle jusqu'à un tiers de pouce de diamètre, beaucoup plus nombreuses sur le ventricule gauche que partout ailleurs, plus particulièrement dans sa partie postérieure et supérieure. Le ventricule gauche, qui paraissait violemment rétracté sur lui-même, offrait vers sa pointe une portion fortement enflammée, de l'étendue d'un shelling, tapissée par une pseudo-membrane rugueuse, au-dessous de laquelle la substance musculaire présentait une tuméfaction, comme s'il y eût eu un abcès au-dessous. En incisant le ventricule gauche, de la pointe à la base, et traversant cette poche saillante et enflammée, on trouvait une différence fort tranchée pour la résistance et l'aspect entre la partie tuméfiée et les parties voisines; le tissu ventriculaire était très-faible et noirâtre; mais, immédiatement au-dessous de la partie enflammée et tuméfiée, il présentait une coloration plus claire. Au centre de la partie malade, se trouvait une cavité lisse d'un demi-pouce environ de diamètre, s'ouvrant à l'extérieur au centre de la partie enflammée vers la pointe du cœur ; les bords de cette ouverture n'étaient pas en contact, mais elle était bouchée par cette couche de lymphe plastique dont nous avons parlé plus haut.

Cette cavité communiquait encore à l'intérieur, au-dessous d'une des colonnes charnues. Dans le point correspondant au sommet du cœur, le péritoine pariétal était fortement enflammé, d'une couleur brunâtre, épaissi et tapissé par de la lymphe plastique.

Cette observation manque sans doute de détails suffisants. S'agissait-il d'un empoisonnement, d'une infection purulente, d'une variole? On ne saurait le dire. Toujours est-il qu'il y avait une infection générale, caractérisée par la présence d'abcès multiples dans les viscères. Le seul point qui nous intéresse et qui mérite d'être remarqué, c'est l'ouverture de l'abcès dans le cœur. En voici un second exemple :

OBSERVATION du Dr Stallard (1). — Un cordonnier, locataire d'une work-house, âgé de 60 ans, gros, court, d'une complexion pléthorique, fut soudain pris, pendant qu'il travaillait, de coma, cyanose, et d'une grande prostration. Lorsque M. Stallard arriva près de lui, il le trouva couvert d'une sueur visqueuse et froide, le pouls plein, faible, à 60 pulsations. Respiration lente, bruits du cœur faibles. Il revint peu à peu sous l'influence des excitants, mais mourut deux jours après.

Epanchement séreux abondant dans les deux plèvres. Congestion des deux poumons. Le cœur, plus grand que de coutume, était gros, flasque et dégénéré. Dans la paroi du ventricule gauche, au sommet, était un kyste de forme irrégulière, faisant saillie dans le ventricule, séparé de lui par l'endocarde épaissi et communiquant avec son intérieur par une petite fissure. La cavité de l'abcès contenait un fluide sanguin d'aspect purulent. Dans la paroi du même ventricule on observait plusieurs fentes, contenant une matière fibrineuse fortement colorée; quelques-unes communiquant avec la cavité; les artères coronaires étaient très-ossifiées.

Ces deux observations sont-elles bien réellement des abcès du cœur ? Il est peut-être permis d'en douter, et il se pourrait bien que l'on eût affaire à des caillots ramollis de la pointe du cœur. Je les ai rapportées cependant, car ce sont les seuls faits pouvant faire admettre la possibilité d'une communication entre un abcès des parois et l'intérieur des ventricules.

L'anévrysme par ulcération présente des caractères particuliers qui le distinguent très-bien à sa première période. En effet, il n'est pas le résultat d'une distension de la paroi; il est creusé dans son épaisseur et ne fait point saillie à la surface. Les parois sont irrégulières, déchiquetées, anfractueuses. Le sang qui les mine sans cesse, creuse des prolongements dans le muscle et s'infiltre dans son épaisseur. Ses bords sont taillés à pic, tantôt régulièrement comme à l'emporte-pièce, tantôt ils sont frangés, dilacérés. L'endocarde cesse brusquement à leur niveau ou même est déchiré sur une plus grande étendue. On ne trouve pas de caillots dans leur intérieur; quelquefois seulement du sang coagulé, noirâtre, mélangé à des détritus de tissu musculaire et à une espèce de sanie purulente.

Il est difficile de savoir si cet anévrysme peut passer à l'état

(1) *Transact. of med. and provincial Association*, vol. III, p 105; 1847. — Cité par Quain (*Medic.-chir. Transact*, 1850, p. 121), et par Craigie (*Edinburgh med. nd surg. Journal*, janvier 1848).

Pelvet.   6

chronique et guérir : on ne peut en avoir la preuve. Cependant je serais disposé à voir dans certains petits anévrysmes très-circonscrits des parois le résultat d'une ulcération. Mais alors des changements particuliers surviennent dans le tissu du cœur, changements que je décrirai dans le prochain chapitre; il subit la transformation fibreuse.

ARTICLE II.

ANÉVRYSME PAR TRANSFORMATION FIBREUSE.

Pathogénie.

Nous avons vu dans l'historique comment l'opinion qui attribue à la transformation fibreuse du muscle cardiaque l'origine des anévrysmes, a fait chaque jour des progrès et fini par rallier la plupart des auteurs : Thurnam, Cruveilhier, Mercier, Forget et les Allemands. J'ai essayé de montrer que cette opinion prise isolément était trop exclusive. Mais il n'en reste pas moins vrai que c'est là une des causes les plus fréquentes de l'anévrysme chronique, fait qui a été parfaitement établi par les auteurs précédents. Il est vrai que si tous s'entendent pour reconnaître la réalité de la transformation fibreuse, tous ne sont pas d'accord sur les causes qui lui donnent naissance ni sur la manière dont elle amène l'anévrysme.

Ainsi, tandis que Mercier, Rokitansky, Förster, y voient le résultat d'une inflammation antérieure ; pour M. Cruveilhier (1), « la véritable cause de la transformation fibreuse est dans l'inégalité de résistance originelle ou acquise des divers points de la poche contractile formée par le ventricule gauche. Elle n'est nullement, ajoute-t-il, la conséquence obligée de l'inflammation du tissu du cœur, mais bien d'un mode d'irritation que j'ai cru devoir appeler *irritation de transformation*. » L'inflammation serait dans ce cas consécutive à la dilatation au lieu d'en être la cause. En un mot, la transformation fibreuse serait le résultat d'une action mécanique.

Il en est à peu près de même d'une théorie exposée par Thurnam, d'après laquelle des caillots venant à se former dans les trabécules de la surface interne, comprimeraient la paroi et en amèneraient par suite la transformation et la dilatation.

(1) *Traité d'anatomie pathol.*, t. II, p. 671.

Quant à l'état fibro-cartilagineux dont parle ce dernier auteur, et qu'il regarde comme tout à fait distinct de la transformation fibro-celluleuse décrite par M. Cruveilhier, j'avoue ne pas voir sur quoi il se fonde pour établir cette différence, et je les considère comme identiques jusqu'à nouvel ordre.

En présence de cette divergence d'opinions, le microscope pouvait seul éclairer la question. Jusqu'ici, malheureusement, on ne s'est guère contenté que de constater la présence du tissu fibreux, sans en chercher le développement et sans en décrire les caractères. Quelques auteurs anglais ont seuls donné les résultats de leur examen microscopique. Ainsi, le Dr Bristowe dit, à propos d'un cas de dégénérescence fibreuse du cœur, présenté à la Société pathologique de Londres (1) : « L'altération paraît consister en un dépôt de lymphe au milieu des fibres musculaires; cette lymphe se convertit en tissu fibreux qui comprime et remplace le muscle. » Il compare cette transformation à la cirrhose du foie et propose pour elle le nom de *cirrhose du cœur.*

M. Bagshawe (2) qui a fait aussi l'examen microscopique d'une pièce semblable, dit seulement qu'il constata la présence du tissu fibreux avec quelques granulations et noyaux.

Enfin, le Dr Quain, qui a plusieurs fois examiné des transformations fibreuses du cœur présentées à la Société pathologique de Londres, semble y voir le résultat de l'organisation d'un dépôt fibrineux ou albumineux (3).

Ayant eu la bonne fortune de pouvoir étudier trois cas de transformation fibreuse du cœur, que je dois à l'obligeance de M. le professeur Vulpian et de MM. Meuriot et Fredet, c'est d'après l'examen de ces trois cas que j'en vais faire la description.

J'ai montré plus haut comment la trame conjonctive du cœur pouvait, sous l'influence d'une irritation aiguë, se ramollir, par suite de la multiplication de ses éléments et de leur retour à l'état embryonnaire. On a vu que ces altérations étaient rarement compatibles avec le fonctionnement de l'organe et amenaient

(1) Bristowe, *Path. soc. Transact.*, t. VI.
(2) *Idem,* 1865, p. 122.
(3) Quain, *id.,* . III, p. 273, 276, etc.

rapidement la mort. Mais il est des cas où la marche de l'irritation est plus lente, où les phénomènes se succèdent peu à peu sans compromettre l'intégrité du cœur, où la marche de l'affection, en un mot, est chronique.

La transformation fibreuse est alors le résultat du processus, et voici comment elle se produit. Sous l'influence de l'irritation progressive ou d'une autre cause dont la conséquence est d'affaiblir l'activité fonctionnelle du muscle, on voit la trame celluleuse du cœur augmenter peu à peu, envahir l'élément musculaire, l'étouffer et le faire disparaître en partie. Ce développement du tissu conjonctif est dû comme toujours à la prolifération de ses éléments nutritifs, c'est-à-dire des cellules du tissu connectif. Mais alors cette prolifération n'est plus abondante comme dans l'inflammation aiguë; elle est loin d'avoir aussi la même rapidité. Le point de départ est le même que dans cette dernière, c'est la cellule embryonnaire, mais la production de ces éléments n'est pas assez active pour amener le ramollissement. Leur nutrition est suffisante; ils s'organisent et conservent le type des cellules primitives qui leur ont donné naissance; en un mot, il n'y a pas formation d'un tissu nouveau, il y a *hyperplasie* de l'ancien.

Ici se présente une question pleine d'intérêt. Ces nouvelles cellules n'ont pas l'aspect des premières, l'aspect de cellules étoilées; elles revêtent une forme toute spéciale; par leur enchaînement elles donnent naissance à un tissu serré, ferme, comme feutré, qui est le tissu fibreux. Ces cellules singulières méritent de nous arrêter un instant. (Voir pl. ii, fig. 3.)

Vues sur une coupe perpendiculaire à la paroi du cœur, elles se présentent comme des corps allongés, fusiformes, munis de prolongements quelquefois simples, d'autres fois doubles et même trifurqués; elles contiennent un ou deux noyaux, allongés dans le sens de leur grand diamètre. Par le raclage, on peut les isoler facilement et alors leur aspect change lorsqu'on les examine de face : ce sont de grandes cellules à bords irréguliers très-minces, claires, transparentes, ou contenant dans leur intérieur quelques granulations. Quelques-unes paraissent roulées sur leurs bords, et c'est ainsi qu'on peut facilement en apprécier la minceur. Elles mesurent dans leur grand diamètre de $0^{mm},005$

à 0^{mm},008, et dans leur plus petit 0^{mm},002 environ. Du reste, ces dimensions sont très-variables. En certains points, ces cellules sont pressées les unes contre les autres et forment à elles seules tout le tissu ; dans d'autres, elles sont séparées par une substance fondamentale fibrillaire, ayant les caractères et les réactions de celle du tissu connectif ordinaire. (Voir pl. ɪɪ, fig. 2.)

L'interprétation de la nature et de la forme de ces cellules ne laisse pas que d'embarrasser au premier abord, et, dans un cas de ce genre, les opinions les plus diverses furent émises à ce sujet au sein de la Société pathologique de Londres. On ne lira pas, je pense, sans intérêt le rapport que publia le Dr Quain sur l'examen microscopique de ce fait (1). Il s'agissait d'une dégénérescence fibreuse du cœur avec anévrysme de la paroi du ventricule gauche présentée par le Dr Risdon Bennett.

« La substance jaunâtre, résistante, qui infiltre le tissu du cœur, examinée en différents points, y compris les parois de la poche anévrysmale (qui semblait elle-même formée par le ramollissement et la dilatation de cette substance), était composée de cellules, de granulations graisseuses et de fibres musculaires dégénérées. Les cellules étaient généralement sphériques, de 1/4000 à 1/2000 de pouce de diamètre, à parois minces, se cassant facilement et contenant quelques granulations. Il y avait aussi, mais en petit nombre, des cellules plus larges, à parois également minces, ovales ou allongées, montrant des noyaux dans leur intérieur. La structure et l'arrangement de ces cellules étaient rendus très-manifestes par l'action de l'acide acétique. Ces cellules étaient généralement placées en ligne, de manière à présenter l'aspect de fibres qui avaient alors une disposition concentrique. Le tissu fibreux du ventricule droit présentait une structure analogue. Il n'y avait rien dans la forme de ces cellules d'assez caractéristique pour qu'on pût se former une opinion arrêtée sur leur nature. La préparation a été examinée par plusieurs observateurs distingués, et des opinions très-diverses ont été exprimées. Ainsi, on a pensé qu'elles avaient certains caractères des affections malignes, du tubercule, du pus concret, de la fibrine ou des dépôts fibrineux qu'on observe

(1) Risdon Bennett, *Transact. of path. Society*, p. 273, octobre 1851.

souvent dans la rate. Cette dernière opinion sur leur nature (celle du Dr Bennet et de M. Simon) semble la plus probable, et, s'il en est ainsi, elles ressemblent pour la plupart aux cellules figurées par le Dr Carswell dans le 4e fascicule de son Anatomie pathologique (pl. 3), qui sont décrites comme un exemple de la conversion de la fibrine du sang en tissu fibreux. »

Aucune de ces opinions ne me semble admissible, et comme je l'ai dit plus haut, il s'agit là évidemment de cellules de tissu conjonctif. Sur les pièces que j'ai pu examiner, on voyait très-bien leurs rapports d'une part avec ce tissu resté sain et en certains points avec le tissu de prolifération.

Quant à leur forme spéciale, j'en dois l'explication à l'obligeance de mon ami le Dr Ranvier. Pour cet histologiste distingué, la forme de ces cellules résulte de la pression à laquelle elles ont été soumises sous l'action du sang, et aussi du tiraillement produit par la dilatation de la poche anévrysmale. C'est là un exemple d'une loi plus générale qui veut que, dans beaucoup de cas, les cellules perdent leur forme caractéristique sous l'influence de causes mécaniques extérieures. M. Ranvier en a montré de curieux exemples à la Société micrographique. Il a fait voir ainsi des cellules du foie, des cellules cérébrales, aplaties, devenues fusiformes par le voisinage de tumeurs qui les comprimaient et les rendaient tout à fait méconnaissables à première vue.

Ces cellules, par leur réunion, forment un tissu serré, compacte, qui a tout l'aspect extérieur du tissu fibreux. C'est la première période de la transformation fibreuse.

Plus tard, de nouvelles modifications surviennent encore dans ces tissus, lorsque l'anévrysme tend à guérir; l'observation de M. Fredet en offre un exemple remarquable. On voit le tissu conjonctif diminuer peu à peu et être remplacé à la longue par du tissu élastique, dont la force et la résistance sont plus grandes. Ce tissu forme des mailles plus ou moins lâches dans les couches moyennes, tandis qu'à la surface interne, il se condense rapidement, de manière à former de véritables lames élastiques dans lesquelles le tissu conjonctif a disparu. Dans les couches moyennes, les deux tissus sont mélangés en proportion à peu près égale et çà et là se voient encore des cellules de prolifération réunies par groupes. Comment a lieu cette formation de tissu élastique? Je n'ai pu la suivre physiologiquement; mais, d'après l'examen des préparations que j'ai faites et par analogie, je suis porté à croire que c'est aux dépens du tissu conjonctif préexistant que se développent les nouveaux éléments.

A une période plus avancée encore, il peut se former, dans les parois de l'anévrysme, des dépôts calcaires ou ossiformes, soit par points isolées, soit disposés par plaques. Cette matière ossiforme n'est pas toujours de l'os véritable. Dans le seul cas que j'aie pu étudier (voir obs. XVIII, p. 110) malgré l'apparence tout à fait osseuse de la plaque, il n'y avait que des dépôts calcaires superposés, sans aucune trace de corpuscules osseux, ni de tissu organisé. Il en était de même dans un cas rapporté par le D\u2071 Skrzeczka (1), dans lequel l'examen microscopique fut pratiqué. Il n'y aurait cependant rien d'étonnant à ce que de l'os véritable se formât dans ces couches; car on en voit se former dans d'autres points où sa présence est aussi singulière. J'ai présenté en 1865, à la Société anatomique, un kyste hydatique du foie, dont les parois ossifiées, renfermaient de véritables ostéoplastes (2).

Pendant que ces transformations s'opèrent dans le tissu conjonctif, des modifications non moins curieuses ont lieu dans le tissu musculaire. On voit les faisceaux disparaître peu à peu à mesure que le tissu fibreux augmente et à la fin ne plus représenter que quelques îlots isolés au milieu de la masse générale : c'est ce que montre très-bien au microscope une coupe menée perpendiculairement à la direction des fibres.

La plupart des auteurs qui rapportent l'examen microscopique, Cholmeley, Bristowe, Skrzeczka, Forget, disent que le muscle avait totalement disparu. Il est possible que, dans certains cas, il en soit ainsi, mais je crois que cette absence peut tenir aussi au mode de préparation employé. En effet, sur la pièce fraîche, ce n'est qu'avec beaucoup de peine qu'on trouve, soit par la dilacération, soit par une coupe, des traces de fibres musculaires. Mais si on fait durcir ou sécher la paroi de l'ané-

(1) *Virchow's Archiv*, t. XI, p. 176; 1857.
(2) *Bulletins de la Société anat.*, 1865, p. 158.

vrysme, on peut pratiquer des coupes d'ensemble qui montrent exactement les rapports des tissus. C'est en employant ce procédé que j'ai pu m'assurer, dans les trois cas que j'ai étudiés, de la présence du tissu musculaire. J'ai pu m'assurer aussi qu'il va en diminuant graduellement des tissus sains vers le fond de la poche, mais qu'il persiste néanmoins jusque-là.

Une particularité digne de remarque, c'est que le tissu musculaire occupe toujours la portion externe de l'épaisseur des parois. Le professeur Rindfleisch (1), de Bonn, a bien vu ces dispositions. Il a dit en effet : « Toujours j'ai pu reconnaître sur les limites du foyer où le myocarde devient de plus en plus mince et passe à l'état de tissu fibreux, des fibres primitives atrophiées qui se perdent dans un tissu conjonctif très-riche en cellules, sinon très-proliférant. Je suis persuadé que ce processus doit être regardé comme une extension de l'endocardite chronique au tissu conjonctif, sous-endocardique et intermusculaire; car le myocarde n'est pas toujours détruit en entier; mais alors ce sont les couches externes et non les couches internes qui persistent encore. »

Voyons maintenant comment s'opère cette disparition du muscle. Le premier effet de l'irritation sur la fibre est la multiplication des noyaux de sarcolemme. La fibre primitive elle-même est atteinte à son tour. On la voit diminuer de largeur, se réduire peu à peu et s'étirer en quelque sorte comme un tube de verre sous l'action du chalumeau, effet qui est dû à la distention de la poche anévrysmale.

Se produit-il une transformation graisseuse? C'est ce qu'on serait tenté d'admettre *à priori*, le muscle cessant de fonctionner. Et, en effet, plusieurs auteurs, Bristowe, Cholmeley, Skrzeczka disent avoir trouvé les fibres du cœur, voisines de l'anévrysme, dépourvues de stries transversales et remplies de granulations graisseuses. Il n'en a pas été ainsi dans les trois cas que j'ai soigneusement observés sous ce rapport. Les fibres musculaires, sauf les altérations de forme que j'ai signalées, avaient conservé leur structure parfaitement intacte. D'autres observateurs les ont

(1) *Lehrbuch der pathologischen Gewebelehre*, 1er fascicule, p. 195; Leipsig, 1866-1867.

.également trouvées saines dans ce cas. Ainsi le Dr Bagshawe (1)
dit que les stries transversales étaient généralement bien marquées; dans quelques points seulement on voyait des masses de
granulations sous le sarcolemme.

M. Vulpian, dans l'observation XIX, a trouvé la fibre musculaire également saine. Enfin M. Robin, à l'occasion d'une pièce
communiquée par Aran (2), rédigea la note suivante :

« Les faisceaux de fibres musculaires sont un peu plus granuleux qu'à l'état normal; ils conservent cependant leurs dimensions habituelles et montrent encore leurs stries transversales. Si
donc ils sont plus granuleux que chez la plupart des sujets, on
ne peut les considérer comme matériellement malades. »

De tous ces faits, il faut conclure que, si la fibre musculaire
semble à l'œil nu avoir disparu, elle peut cependant persister et
conserver ses principaux caractères.

Ici se présente une question que je regarde comme très-impor-
tante. La fibre musculaire concourt-elle par ses éléments à la
formation du tissu fibreux ? En un mot, est-elle susceptible de
se transformer elle-même? J'avoue que les faits que j'ai observés
sont trop peu nombreux, et que la question pour être résolue
aurait besoin d'être suivie expérimentalement. Mais il m'a semblé qu'en plusieurs points les cellules embryonnaires étaient le
résultat de la prolifération des noyaux du sarcolemme; et plusieurs des cellules allongées dont j'ai parlé ci-dessus m'ont paru
aussi provenir du sarcolemme qui se serait vidé et aurait gardé
seulement ses noyaux. Sur ce point du reste je suis obligé de rester dans le doute.

Telles sont les altérations qu'on rencontre dans le myocarde.
Les deux séreuses qui le tapissent en dedans comme en dehors
y prennent part aussi, et la plupart du temps les trois tuniques
du cœur sont confondues en une membrane dure, blanchâtre,
qui présente la structure décrite plus haut. Si à l'œil nu on ne
peut les distinguer dans cette fusion intime, il n'en est pas de
même à l'examen microscopique. Là quelque altérées que soient
les différentes couches, on en retrouve encore les vestiges. L'en-

(1) *Transact. path. Soc.*, 1865, p. 122.
(2) *L'Union médic.*, 1857, p. 480.

docarde n'a plus, il est vrai, sa structure ; il a perdu son épithélium, ses fibres élastiques, et son tissu conjonctif s'est confondu
avec la trame fibreuse du cœur. Mais le tissu dans lequel il s'est
transformé en tient lieu ; il est lisse, uni à la surface, dur et
blanchâtre.

Le péricarde se distingue en général plus facilement, la limite
qui le sépare du tissu musculaire persiste et rend son existence
plus évidente.

Cette fusion des couches en une seule a induit beaucoup d'auteurs dans des erreurs singulières. Quelques-uns ont dit que les
parois du cœur n'étaient plus représentées que par le péricarde
épaissi, les autres couches ayant été rompues. D'autres ont prétendu que le myocarde ayant totalement disparu, la couche interne et la couche externe s'étaient adossées, épaissies, et que
c'était là l'origine de cette texture fibreuse.

Après ce que j'ai dit, il n'est pas nécessaire de réfuter ces opinions fondées sur des apparences trompeuses. A l'œil nu, en effet, le muscle semble manquer, et rien de plus naturel que de
supposer qu'il s'est rompu. Mais, lorsque le microscope vous en
montre les éléments encore intacts au milieu de cette masse, il
faut bien reconnaître qu'il y a eu transformation sur place et que
le mécanisme est tout autre qu'on ne l'aurait supposé. Il faut
donc éloigner, dans la formation de cet anévrysme, toute hypothèse de rupture ou d'ulcération, et il semble aujourd'hui bien
démontré que la transformation fibreuse est le résultat d'une irritation à marche chronique qui envahit successivement toutes
les couches.

Il n'est pas aussi facile de décider quel a été le point de départ
de cette irritation : si elle a succédé à une endocardite, à une péricardite, ou si enfin elle s'est primitivement développée dans le
myocarde lui-même.

La péricardite pourrait certainement être invoquée comme
cause première ; on sait qu'elle entraîne souvent une inflammation superficielle de la couche musculaire sous-jacente, et il se
pourrait que, dans certains cas, l'inflammation s'étendît plus
profondément ; mais, je dois le dire, je ne connais aucun fait qui
vienne démontrer la réalité de cette hypothèse.

Thurnam dans sa deuxième observation attribue à une péri-

cardite rhumatismale la production de trois poches anévrysmales
de la paroi. Cette observation ne me paraît nullement convain-
cante; car, s'il y avait adhérence générale du péricarde, il y
avait aussi sur l'endocarde et les valvules des lésions manifestes,
et je ne vois pas ce qui pourrait dans ce cas porter l'auteur à
penser plutôt à une péricardite qu'à une endocardite. D'autre
part, un certain nombre d'anévrysmes se sont produits sans être
accompagnés de péricardite, et dans ce cas, comment expliquer
leur formation.

Il me semble plus rationnel de placer le point de départ dans
une inflammation chronique de l'endocarde, le muscle étant pris
consécutivement ainsi que le péricarde. Plusieurs raisons viennent à l'appui de cette opinion.

D'abord l'endocarde dans tous les cas est profondément altéré.
Il est épaissi considérablement ; il est dur, blanchâtre ; quelquefois même ulcéré ou déchiré en divers endroits. Plusieurs observateurs ont, il est vrai, prétendu que l'endocarde ne pénétrait
pas dans l'intérieur de la poche ; mais beaucoup de ces faits
manquent de détails suffisants. Tous ceux qui ont apporté un
certain soin dans leurs recherches en ont constaté la présence.
Sur ce point, je suis complétement de l'avis de Mercier. Et lors
même que cette membrane manquerait en certains points, est-ce
une raison pour y voir une rupture primitive plutôt qu'une ulcération secondaire?

De plus, d'autres parties de la surface interne portent d'ordinaire les traces de l'inflammation. Les valvules sont épaissies,
cartilagineuses, couvertes de végétations, indices irrécusables
d'une inflammation antérieure.

Il est enfin certains cas qui prouvent bien que l'altération débute par l'endocarde. Ce sont ceux dans lesquels la lésion est à
son début et dont MM. Cruveilhier et Mercier ont rapporté plusieurs exemples. Alors la transformation est disposée souvent
par plaques isolées à la surface interne ; les colonnes charnues
sont déjà entièrement prises, alors que les couches externes sont
encore intactes.

Je pense donc, d'après tous ces faits, que la transformation
fibreuse n'est pas le résultat d'une rupture ni d'une cause mécanique quelconque, mais bien la suite d'une inflammation

chronique de la membrane interne du cœur qui s'est étendue au muscle sous-jacent.

Cette transformation une fois établie, le reste est facile à comprendre et le mécanisme de l'anévrysme est très-simple : le point des parois qui a subi ces altérations ne fonctionne plus, il se laisse dilater.

C'est en effet, ainsi que l'a très-bien démontré M. le professeur Cruveilhier, par sa force contractile, que le plan musculaire du cœur résiste à l'obstacle qu'il doit déplacer. Comme la pression de cet obstacle est la même sur tous les points de la surface interne, si l'un d'eux devient inerte, par cela même il ne résiste plus, et dès lors la pression s'exerce contre lui.

A la longue cette pression le distend de plus en plus ; ce n'est d'abord qu'une simple dépression de la face interne du cœur, état qu'il n'est pas rare d'observer, et dont on rencontre un certain nombre d'observations sous le titre d'*Anévrysme commençant*. Bientôt la distension augmente ; il se forme une poche saillante à l'extérieur. L'anévrysme est alors entièrement constitué et de nouveaux phénomènes surviennent, phénomènes qui ont pour but la guérison. Le mécanisme suivant lequel elle se produit ne diffère pas de ce qu'on voit dans tous les anévrysmes, il consiste dans la formation des caillots.

Dans cette poche, isolée en partie du courant circulatoire, le sang stationne ou n'est animé que d'un mouvement très-lent, les parois ne le chassant plus par leur contraction.

L'effet de cette stase est la coagulation, mais elle n'a pas toujours lieu de la même manière : deux espèces de caillots peuvent se former. Tantôt un dépôt périphérique a lieu d'abord sur les parois de la poche auxquelles il adhère intimement. Ce dépôt, sans cesse battu par l'ondée sanguine qui entre et qui ressort, se déglobulise et abandonne sa fibrine seule. Plusieurs couches se déposent ainsi successivement en stratification parallèle, les plus internes étant toujours les plus récentes. Le dépôt a lieu jusqu'à ce que la cavité soit remplie.

Tantôt les choses se passent différemment. Si une ulcération, une aspérité quelconque se trouve sur les parois, le sang s'y dépose rapidement sous forme d'un caillot mou, rougeâtre, d'un volume plus ou moins considérable. Ce caillot arrive aussi à l'état fibrineux, mais il est rare qu'il atteigne la dureté et la solidité des précédents. Bientôt son centre subit des transformations régressives, la fibrine devient granuleuse; il se forme un foyer rempli d'un détritus d'aspect purulent, mais qui n'est pas du pus. Ce sont ces caillots qu'on a appelés *polypes, kystes purulents du cœur*, etc. et que Virchow le premier a bien fait connaître.

Il faut enfin expliquer la formation des anévrysmes multiloculaires qu'on observe quelquefois sur les parois. Rien n'est plus facile. Que la transformation, au lieu d'envahir une large étendue, porte sur des points isolés, séparés par des portions de tissu sain, ces points seuls cèderont et formeront de petites poches rapprochées les unes des autres. C'est en général au fond des espaces intercolumnaires que se produisent ces culs-de-sacs, et les colonnes charnues forment des brides qui les séparent. Peu à peu celles-ci finissent par céder à leur tour, et toutes les poches se confondent en une seule qui porte encore les traces de la séparation primitive.

Le mécanisme de ces anévrysmes n'est donc pas différent de celui des autres.

Caractères anatomiques.

Fréquence. — L'anévrysme par transformation fibreuse est l'une des formes les plus fréquentes, mais la regarder comme la principale ou l'unique serait contraire à la vérité. Il en existe aujourd'hui un nombre assez considérable d'observations, puisque j'en ai pu rassembler 87 cas, sans compter les pièces qu'on trouve dans les musées d'Allemagne et surtout d'Angleterre.

Siége. — Le ventricule gauche en est le siége à peu près exclusif, et, il y a peu d'années encore, on n'en avait observé aucun cas sur le ventricule droit. On en connaît maintenant trois exemples, ceux de MM. Vidal (1), Canella (2) et Bourdet (3). Les anévrysmes du ventricule droit se produisent-ils de la même

(1) *Bulletins de la Société anat.*, 5e année, 1830, p. 125.
(2) *Archives gén. de méd.*, 1844, p. 220, extr. de *Giornale dei progr. di med.*, mars 1844.
(3) *Bulletins de la Société anat.*, 1838, p. 131.

manière et dans les mêmes circonstances que ceux des cavités gauches? Le petit nombre de faits observés et leur étude incomplète ne permettent pas de l'affirmer. Aussi ne puis-je aujourd'hui que les signaler comme des faits curieux, mais dont l'explication n'est pas satisfaisante.

On s'est demandé souvent d'où venait cette prédisposition du ventricule gauche aux dilatations partielles, tandis que le droit en est presque exempt. Thurnam pense qu'il faut l'attribuer à la fermeture plus complète de l'orifice mitral, lors de la systole ventriculaire. La valvule tricuspide au contraire permet, d'après le Dr King, une espèce de *régurgitation* qui laisse le trop-plein du ventricule s'écouler, et préserve ainsi ses parois d'une distension trop considérable. Pour Breschet et pour M. Cruveilhier, la pointe du cœur gauche est plus faible que celle du cœur droit par rapport aux parois ventriculaires, et cette différence de résistance la prédispose aux dilatations. Mais je crois avec Forget et Peacock que la meilleure explication qu'on en puisse donner, c'est que le côté gauche du cœur est plus exposé que le droit aux inflammations et par suite aux lésions qui en résultent.

Même dans le ventricule gauche, l'anévrysme est loin d'occuper un siége indifférent. Voici un tableau qui donne le résultat de trois statistiques faites à ce point de vue :

	NOMBRE DES CAS.	POINTE.	BASE.	PORTION INTERMÉD.
Thurnam...	67	27	21	15.
Löbl.......	72	39	22	16
Hartmann..	40	19	20	1 non indiqué.

Sur les 87 cas que j'ai rassemblés (et dont j'ai éliminé tous les anévrysmes qui ne succédaient pas à la transformation fibreuse, ce que n'ont pas fait les auteurs précédents), 55 fois l'anévrysme occupait la pointe, et 32 fois la paroi. Il ressort de là que la pointe et la base sont les points les plus fréquemment atteints. A la base, il est un endroit où les anévrysmes se développent plus fréquemment, c'est sur la paroi postérieure, derrière la valve gauche de la valvule mitrale. J'ai trouvé ce siége indiqué dans 16 observations. Peut-être faut-il l'attribuer à ce qu'il existe là une espèce de cul-de-sac entre la mitrale et la paroi du cœur, disposition qui doit favoriser le développement de l'anévrysme.

La prédilection des anévrysmes pour la pointe a été exagérée. Breschet, se fondant sur un nombre de cas trop restreint, avait conclu que c'était là leur siége à peu près exclusif : aussi lui a-t-on reproché d'avoir tiré cette conclusion plutôt pour les besoins de sa théorie que comme une conséquence exacte des faits (1). Il n'en reste pas moins vrai, comme nous le montre la statistique, que les anévrysmes de la pointe sont les plus fréquents. A quelle cause faut-il l'attribuer? Cela tient-il à ce que cette partie du cœur est moins résistante que les autres? Si l'on réfléchit à la manière dont se contracte le cœur, on verra que le sommet est loin d'être le point le plus faible. En effet, la contraction part de la pointe et se dirige vers la base; dans ce mouvement les fibres, enroulées en spirale, font subir à la pointe une torsion qui, au lieu de l'affaiblir, la rend plus épaisse et plus résistante.

Je crois qu'on peut expliquer d'une façon plus rationnelle la fréquence de l'anévrysme au sommet. Elle tient à ce que ce point du cœur est un des siéges de prédilection de la myocardite chronique, ainsi que l'a montré Rokitansky.

Forme. — La forme de ces anévrysmes est très-variable. A la pointe, ils sont en général arrondis, globuleux; tantôt ils semblent continuer la cavité du ventricule et occupent toute sa moitié inférieure : c'est cette forme que Thurnam a nommée *anévrysme diffus;* tantôt au contraire ils sont séparés du cœur par un sillon plus ou moins profond, ce qui donne à cet organe un aspect tout particulier que l'on a quelquefois comparé à celui d'un sablier. Lorsqu'ils occupent les parois, ils font une saillie plus ou moins marquée. Souvent, ce n'est qu'une légère protubérance dépassant à peine la surface; mais, dans la plupart des cas, ils s'en détachent nettement; quelquefois même ils présen-

(1) M. Reynaud a prétendu en effet que, sur 13 cas rassemblés par lui, 7 étaient contraires à la théorie de Breschet. Ce reproche n'est pas fondé, car 9 de ces cas seulement étaient connus de Breschet (la pièce du musée étant regardée comme appartenant à l'observation de Corvisart), et sur ces 9 cas, il y avait 7 anévrysmes de la pointe et 2 seulement des parois.

tent un pédicule, comme sur la pièce de Moricheau-Beauchamp. Leur surface est unie, régulière, ou bien est couverte de bosselures saillantes.

Leurs dimensions varient depuis celles d'une noix à celles du cœur lui-même : en moyenne, ils ont le volume d'un œuf de poule ou d'une orange. Dans quelques circonstances rares, ils ont pu cependant atteindre des dimensions considérables et même faire saillie hors de la poitrine. Tel est un cas cité par Friedreich, dans lequel l'anévrysme aurait perforé les côtes. Tel est encore le fait suivant extrait des travaux de la Société médicale de Bordeaux que je rapporte, bien qu'il m'inspire quelques doutes (1) :

« Une fille portait à sa naissance une tumeur sous les côtes gauches, qui se prolongeait jusqu'à l'ombilic; on y sentait des pulsations isochrones à celles du cœur. Cette tumeur n'augmenta point pendant deux ans et demi qu'elle vécut ; elle devenait sensiblement plus saillante quand l'enfant criait. Elle mourut assez promptement après une vive colique.

« A l'ouverture du cadavre, on trouve les organes digestifs sains; quelques traces de phlogose dans les membranes du cerveau. Les cavités droites du cœur étaient dans l'état naturel; mais le ventricule gauche adhérant et faisant corps avec le péricarde, se prolongeait par son sommet sous la forme d'un appendice jusqu'à l'ombilic et constituait la tumeur qu'on avait remarquée pendant la vie de l'enfant. »

Nombre. — Ordinairement il n'existe qu'un anévrysme, mais on peut cependant en trouver plusieurs réunis sur le même cœur. Quelquefois ils sont éloignés et distincts les uns des autres (Prus, Reynaud, Hartmann, Douglas); mais le plus souvent ils ont un orifice unique et communiquent plus ou moins largement entre eux (Rossen, Choisy, Little, Thurnam). Enfin, ils peuvent se présenter sous forme de poches secondaires surajoutées à la première, ou de simples bosselures (Baron, Thurnam). Il s'agit là, comme je l'ai montré plus haut, d'anévrysmes à différents degrés de développement. Ils commencent en effet par plusieurs

(1) *Archives gén. de méd.,* 1826, p. 471. — Extrait des travaux de la Société de médecine de Bordeaux.

Pelvet.   7

dépressions voisines, ayant d'abord des orifices distincts. Ces dépressions se creusent de plus en plus et finissent par se fondre en une poche dont le fond seul est cloisonné. Plus tard, enfin, ces cloisons s'effacent elles-mêmes et il ne reste plus de la séparation primitive d'autres traces que de légères bosselures à la surface.

L'observation I de Thurnam, est un exemple remarquable de ce mode de formation. Il y avait quatre poches rapprochées et deux d'entre elles commençaient à se fusionner et à n'en faire qu'une seule.

Parois. — Les parois de l'anévrysme ont en général une faible épaisseur et présentent sous ce rapport un contraste marqué avec les parois du cœur qui au contraire sont hypertrophiées. Tantôt cette diminution d'épaisseur se fait graduellement, surtout lorsque l'anévrysme occupe la pointe; alors le tissu musculaire cède peu à peu au tissu fibreux qui semble constituer seul le fond de la poche. Tantôt au contraire, la limite est brusque, ce qui a fait penser que dans ces cas l'anévrysme était le résultat d'une rupture. Ces parois sont denses, fibreuses, blanchâtres, résistantes. Leur consistance est quelquefois très-ferme, comme cartilagineuse; elles crient sous le scalpel et rendent à la percussion un son sec, que Laënnec a comparé à celui du cornet de cuir avec lequel on joue au tric-trac. Enfin, à une période plus avancée il n'est pas rare d'y rencontrer çà et là des dépôts calcaires sous forme de plaques isolées plus ou moins étendues (Wilks, Thurnam, Cruveilhier, Skrezczka). Dans certains cas même toute la poche est convertie en une véritable coque osseuse.

On s'est souvent trompé sur l'épaisseur réelle des couches qui forment les parois de l'anévrysme; cela tient à ce qu'on confondait avec elles les couches fibreuses qui les doublent et dont l'aspect stratifié pouvait en imposer. Mais quelque adhérents que soient ces caillots, on peut toujours les isoler des parois véritables, dont il est alors facile d'apprécier sûrement l'épaisseur. Cette erreur me semble avoir été commise dans l'observation de Zannini (1) où il est dit : « Les parois de la tumeur offraient

(1) *Anatomia path. di alcune fra le parti più importante di* Matteo Baillie), vol. I, p. 27; Venezia, 1819.

une épaisseur inégale, variant de 3/4 de pouce à 1 pouce et demi. L'épaisseur la plus forte était du côté de la cloison ou vers le sommet du cœur. Les parois de la tumeur se composaient d'une substance *lardacée*, dure, beaucoup plus résistante qu'aucune sorte de chair et ayant moins de consistance que le cartilage. »

La structure des couches qui composent les parois a été la préoccupation de tous ceux qui ont cherché à expliquer la formation de l'anévrysme. L'une des questions sur laquelle ils ont été le moins d'accord, c'est sur la présence ou l'absence de l'endocarde. Tantôt, en effet, une membrane lisse, unie, blanchâtre, tapisse l'intérieur de la poche; tantôt, telle est l'adhérence des caillots, qu'il ne semble plus rester entre eux et les parois rien qui ressemble à l'endocarde. Ce sont les cas dont on a fait des ruptures guéries ou des ulcérations. D'après le relevé des observations que j'ai pu rassembler, il m'a été facile de voir que, dans la majorité des faits, une membrane spéciale existait à l'intérieur du sac, et je crois que, dans beaucoup d'autres, si on avait disséqué avec soin, on l'aurait retrouvée. Il faut ajouter que les colonnes charnues ne disparaissent pas toujours, et que souvent leur présence à la face interne du sac a été signalée ; elles ont subi également la transformation fibreuse: elles sont blanches, tendineuses et tout à fait aplaties. Il est certain cependant que quelquefois les caillots sont directement en contact avec le myocarde transformé. Mais alors la rupture a été consécutive, et le sang s'est infiltré à travers les couches musculaires, au milieu desquelles on le retrouve coagulé (Cruveilhier). En effet, si l'endocarde a disparu par place, on le retrouve encore dans plusieurs points.

Est-ce bien l'endocarde qui tapisse ces poches, ou bien une membrane de nouvelle formation ? La réponse à cette question se trouve comprise dans le mécanisme de la transformation fibreuse que j'ai exposé plus haut. C'est bien l'endocarde sans doute, comme le prouve sa continuité avec la séreuse intacte des autres parties du cœur; mais c'est un endocarde singulièrement transformé et qui ne garde plus guère du premier que le siége et les rapports. « L'endocarde, dit Rokitansky, prend part à cette transformation ; il est épaissi et comme *fondu avec l'indura-*

tion (*Schweile*). » Il se continue en effet sans ligne de démarcation avec le tissu fibreux des parois. Quant aux autres couches, j'ai dit qu'on peut habituellement en démontrer la présence. La conclusion de tous ces faits, c'est que l'anévrysme par transformation fibreuse est un *anévrysme vrai*, dans lequel toutes les couches du cœur, bien qu'ayant subi des transformations, sont néanmoins représentées.

Orifice. — L'anévrysme peut être dépourvu d'orifice distinct, c'est-à-dire communiquer largement avec la cavité du cœur, ou au contraire en être séparé par un passage étroit et rétréci. Dans le premier cas qui s'observe fréquemment sur les anévrysmes de la pointe, il n'y a pas, à proprement parler, formation d'une poche distincte. Il n'y a pas de limite bien établie entre la paroi du cœur et celle de l'anévrysme, et celui-ci n'est qu'un simple enfoncement du sommet de l'organe. Cette disposition a été regardée comme le début de l'anévrysme. Je ferai observer cependant qu'on la rencontre dans des anévrysmes qui ont une origine déjà ancienne, comme le prouvent les plaques crétacées dont ils sont incrustés ; ils semblent alors s'être arrêtés à cette première période et devoir s'y maintenir : cela tient probablement à la formation des caillots.

Lorsque l'anévrysme a atteint une période plus avancée, ou lorsque la transformation a porté sur un point plus restreint des parois, il est en général pourvu d'un orifice distinct. Cette ouverture, par laquelle il communique avec le ventricule, est d'ordinaire plus étroite que la cavité du sac. Ses bords sont lisses, unis, indurés, présentant l'aspect d'un bourrelet, d'un anneau cartilagineux. A l'extérieur, cet anneau correspond à un sillon plus ou moins profond.

Contenu. — L'intérieur des anévrymes est le plus souvent rempli de caillots fibrineux. Il est peu d'observations dans lesquelles on n'en trouve fait mention.

Ces caillots, tout en étant une conséquence de la dilatation, sont, on ne peut le nier, un moyen de guérison. Ils soustraient la poche au choc direct du sang ; ils doublent ses parois et leur donnent une épaisseur et une résistance qui compensent jusqu'à un certain point l'effet de l'amincissement. Aussi, plusieurs des poches dans lesquelles la rupture s'est produite étaient-elles dépourvues de caillots fibrineux (Galeati, Bagshawe, Bignardi).

Ils affectent deux formes principales : tantôt ce sont des lames compactes, empilées les unes sur les autres parallèlement, dont les plus externes, qui sont les plus anciennes, sont exclusivement formées de fibrine et affectent quelquefois la dureté du carti-lage; dont les plus internes, molles et rougeâtres, contiennent encore des globules sanguins et ont une origine récente. Leur adhérence est souvent très-grande à la surface interne du kyste. Quelquefois, au contraire, ils sont détachés par points et on trouve alors entre leurs couches des épanchements sanguins récents, résultat d'une rupture par laquelle le sang s'est infiltré. (Cruveilhier.)

Ils peuvent affecter une autre forme; ils sont alors allongés, arrondis, non adhérents aux parois, excepté par leur point d'implantation. Quelquefois ils présentent une cavité à leur centre, remplie d'un liquide puriforme qui n'est autre que de la fibrine en régression. J'ai déjà parlé de leur mode de formation, que Virchow a le premier expliqué, et que MM. Charcot et Vulpian ont fait connaître en France. Des exemples de ces concrétions existent dans les observations de MM. Potain, Mercier, Charcot, Vulpian, Thurnam et Fredet.

L'histoire de ces caillots est l'un des points les plus intéressants de la pathologie du cœur, et ce point est loin d'être aujourd'hui complétement éclairci. Ils se forment dans beaucoup d'autres circonstances que dans le cas présent; je n'ai pas à en parler ici. Je dois dire seulement que leur point de départ semble être dans une rugosité, une saillie de la surface interne du cœur et que c'est là une des conditions essentielles de leur formation.

Lésions concomitantes. — L'anévrysme ne peut exister un certain temps sans déterminer dans le cœur et dans le péricarde des lésions secondaires.

L'une des plus fréquentes est l'hypertrophie, soit de la totalité de l'organe, soit principalement du ventricule gauche; il n'y a guère de cas où il ne soit fait mention de cette augmentation de volume, et c'est là un résultat qu'il était facile de prévoir. Le cœur ayant perdu une partie de son tissu, et par suite de sa force, les parties qui restent intactes doivent suppléer à ce défaut d'action; elles ont à lutter contre un obstacle plus fort; elles s'hypertrophient. Presque toujours avec cette augmentation d'épaisseur coïncide une dilatation générale des ventricules et des oreillettes, conséquence naturelle de la gêne circulatoire.

Lorsque la tumeur occupe la pointe du ventricule et qu'elle s'étend à toute la circonférence, c'est-à-dire dans la forme que Thurnam désigne sous le nom d'*anévrysme diffus*, il arrive ordinairement que la cloison interventriculaire est affectée par la dégénérescence et alors on la voit proéminer dans le ventricule droit dont elle diminue la capacité. Il résulte de là que ce ventricule est refoulé plus ou moins et ne semble, ainsi que cela a été noté par plusieurs auteurs, être qu'un appendice des cavités gauches.

Une lésion qu'on rencontre d'une manière presque constante, c'est la péricardite dont les traces s'accusent par des adhérences plus ou moins étendues (elle est indiquée dans 45 cas, et sur ce nombre il y avait 10 fois adhérence générale du péricarde). Le rôle qu'elle joue a été différemment interprété par les auteurs. Pour les uns (Ollivier, Peacock), elle est le résultat de la saillie que forme la tumeur à la surface du cœur. Cette saillie détermine un frottement continu des deux feuillets péricardiques et par suite leur soudure en ce point. Mais on peut opposer à cette théorie deux faits contraires: c'est que d'une part il y a des anévrysmes sans saillie à l'extérieur qui sont accompagnés d'adhérences, et que de l'autre il y a des tumeurs volumineuses qui en sont dépourvues (Chambert, Vulpian, Meuriot, etc.). Vraie dans certains cas, cette opinion n'est donc pas toujours applicable.

Pour d'autres auteurs (Thurnam), la péricardite, au lieu d'être consécutive, serait souvent la cause de l'anévrysme. Je n'ai pas besoin de revenir sur cette opinion dont j'ai parlé plus haut (voir page 95); il suffit de dire qu'elle est incompatible avec un certain nombre de faits dans lesquels il n'y avait pas inflammation du péricarde. Le mécanisme de l'anévrysme étant connu, il est facile de décider si la péricardite est consécutive ou primitive. Dans la majorité des cas, ainsi que nous l'avons vu, elle est consécutive, mais ce n'est pas à la présence d'une tumeur qu'elle est due, c'est au voisinage de l'inflammation qui se communique d'un feuillet à l'autre.

Des adhérences peuvent se produire, non-seulement avec le péricarde, mais la tumeur peut encore en contracter avec les parties voisines qui se trouvent comprimées lorsqu'elle acquiert un certain volume. Il y en avait entre elle et la plèvre dans un cas rapporté par Thurnam. Elle était soudée au diaphragme dans le cas de Petigny; au diaphragme et aux 5e, 6e, 7e côtes, dans celui d'Harrison.

Il faut parler enfin de l'altération des artères coronaires qu'on rencontre souvent. Elles finissent comme le péricarde par être envahies par la transformation, et passent à l'état cartilagineux et même calcaire. Il en résulte, dans la nutrition du cœur, une nouvelle gêne qui se traduit par une dégénération graisseuse de la fibre musculaire; mais il est important d'établir que cette altération est consécutive à l'anévrysme et n'en est pas la cause. C'est une distinction que le Dr Cholmeley a bien eu soin d'établir dans son observation. Dans les huit faits où l'ossification des artères coronaires a été indiquée (Cruveilhier, Bordet, Bagshawe, Skrzeczka, Thurnam, Cholmeley, Vulpian, Meuriot), elle était toujours accompagnée d'une transformation fibreuse avancée, même de dépôts calcaires, et la dégénérescence graisseuse n'avait pas encore paru dans quelques-unes. Cela suffit pour montrer qu'elle n'est ici qu'un résultat et que ces faits ne peuvent être assimilés, par conséquent, aux anévrysmes qui succèdent à la transformation graisseuse.

Observations.

Obs. XVII. — *Symptômes d'angine de poitrine. Anévrysme de la pointe du ventricule gauche. Ossification des artères coronaires.* (Communiquée par mon collègue et ami M. Meuriot.) — Le nommé P..., âgé de 52 ans, marchand de curiosités, entre, le 20 décembre 1866, à la Maison de santé, dans le service de M. le Dr Bourdon.

Cet homme est d'une excellente constitution, il n'a jamais été malade et n'a point commis d'excès; quelquefois peut-être il a été surmené par le travail.

Il y a cinq semaines, dans la nuit, il fut pris subitement d'une très-grande oppression avec une vive douleur au cœur, s'irradiant dans tout le côté et le bras gauche.

M. le Dr Raynaud, à l'obligeance duquel je dois ces renseignements, vit
le malade à ce moment même et reconnut une attaque d'angine de poitrine.
Il suivit le malade et dans l'espace de cinq semaines, constata quatre attaques successives.

Dans l'intervalle, le malade était faible et ressentait une vive douleur
au niveau du cœur; le siége de cette douleur changea bientôt et descendit
de la partie supérieure du sternum au creux épigastrique, en paraissant
suivre le trajet de l'aorte pectorale.

Le malade se présente à nous, se plaignant d'une douleur au niveau
de l'épigastre, douleur qui s'irradie dans tout le côté gauche et suit le
dixième espace intercostal jusqu'à la colonne vertébrale; il existe même
des points douloureux d'une véritable névralgie intercostale.

Le malade ne tousse pas, mais il se plaint d'une oppression qu'il attribue
à la douleur que lui causent les grandes inspirations. La percussion de la
poitrine ne révèle rien d'anormal du côté du poumon, mais décèle une
matité précordiale exagérée. A la palpation, on reconnaît que l'impulsion
du cœur est faible, les battements de la pointe sont perçus dans le cinquième espace avec très-peu d'intensité. A l'auscultation rien d'anormal
du côté du poumon; au sommet droit, les battements du cœur arrivent à
l'oreille avec une force plus grande qu'au niveau même de cet organe.
En arrière, le long du bord gauche de la colonne vertébrale, les battements sont aussi très-distincts. On n'entend aucun bruit de souffle. Le
pouls est petit, dépressible et irrégulier, 68 pulsations par minute. Les
artères radiale et crurale forment des cordons durs; presque toutes les artères sont ossifiées.

Le 23 décembre, le malade est pris subitement, le matin, en se retour-
nant dans son lit, d'une nouvelle attaque d'angine de poitrine et succombe
en quelques secondes.

Autopsie, vingt-quatre heures après la mort.

Le cœur seul a pu être examiné. Cet organe n'a pas subi une augmentation de volume appréciable, mais sa forme est singulièrement modifiée.
En effet, son extrémité inférieure, au lieu de se terminer en pointe, présente une tumeur arrondie du volume d'une orange de moyenne grosseur.
La partie antérieure de cette tumeur, près de son bord droit et dans
l'étendue d'une pièce de 5 francs environ, est rouge et vascularisée, mais
sans adhérences. Le feuillet viscéral du péricarde ne présente pas d'autres
traces d'inflammation. Les artères coronaires sont entourées d'une épaisse
couche de tissu adipeux; toutes les deux sont ossifiées et rigides, ce qui
leur donne l'aspect de branches de corail; en outre leur calibre est diminué et présente des rétrécissements notables dans plusieurs points. La coronaire antérieure contient même à sa partie terminale au niveau de la
tumeur un caillot fibrineux ancien qui l'oblitère en entier.

Le cœur étant ouvert, on voit que la tumeur est formée par une cavité
dépendant du ventricule gauche, et qu'en se développant, elle a rejeté de
côté le ventricule droit sur lequel elle empiète et dont elle diminue la capacité. Ce ventricule est d'ailleurs parfaitement normal.

Il n'en est pas de même du ventricule gauche. Les valvules aortique et mitrale sont souples et ne présentent que quelques plaques athéromateuses peu capables d'en altérer le jeu. On a du reste constaté qu'il n'y avait point d'insuffisance aortique.

Toute l'altération porte sur la moitié inférieure du ventricule. Là on voit les parois du cœur, surtout celles qui correspondent à la face postérieure et à la cloison, s'amincir, prendre une teinte blanchâtre et aboutir à un orifice qui occupe le sommet du ventricule. Cet orifice, presque aussi large que la cavité anévrysmale elle-même, est du diamètre d'une pièce de 5 francs; ses bords sont irréguliers, déchiquetés; il est oblitéré par des caillots à surface inégale et rugueuse.

Si on fait une coupe verticale au milieu de la tumeur, on voit qu'elle est entièrement remplie de caillots fibrineux stratifiés, denses, jaunâtres à la périphérie, où ils adhérent intimement à la paroi, tandis qu'au niveau de l'ouverture, leur mollesse et leur couleur noirâtre indiquent une origine plus récente.

Quant aux parois de la poche, elles sont minces (2 millim. environ), mais d'une consistance assez ferme. A simple vue, on n'y distingue plus de tissu musculaire; leur structure semble être essentiellement fibreuse. Il est également impossible à l'œil nu de dire si l'endocarde se prolonge dans la cavité du sac anévrysmal, ou s'il s'arrête au niveau de l'orifice. Cela tient à l'adhérence intime des caillots qu'on ne peut séparer sans déchirer les parois de la tumeur.

Examen microscopique. — J'ai pu, grâce à l'obligeance de M. Meuriot, faire l'examen de cette pièce. En voici le résultat :

Les fibres du cœur prises en différents endroits de sa substance, ne présentent pas d'altération; elles ont conservé pour la plupart leur striation; peu sont granuleuses; même dans le voisinage de l'anévrysme on les trouve intactes.

Si l'on fait une coupe verticale du cœur, on voit que le tissu musculaire devient plus mince à mesure qu'on descend vers la poche, et que le tissu interfibrillaire augmente à proportion. Une section perpendiculaire à la direction des fibres montre très-bien cette disposition. On y voit les faisceaux musculaires ne représenter que des îlots disséminés çà et là dans le tissu fibreux, mais ils se continuent jusque dans l'épaisseur des parois de l'anévrysme.

Le tissu fibreux est fort intéressant à étudier : par le raclage il donne des éléments représentés Pl. II, fig. 3. Ce sont de grandes cellules à bords irréguliers, ovales ou allongées, quelquefois bifurquées, et munies d'un ou plusieurs noyaux allongés. Vues de champ elles paraissent fusiformes et ressemblent à des fibres-cellules. Pour étudier la disposition relative de ces éléments, j'ai fait sécher un lambeau de la paroi anévrysmale. Des coupes parallèles à la direction des fibres, après coloration par la solution ammoniacale de carmin et traitement par l'acide acétique faible m'ont donné l'aspect représenté Pl. II, fig. 3. A la face interne, celle qui correspond à l'intérieur de la poche et qu'une couche de fibrine recouvrait à l'état frais, on aperçoit des cellules de prolifération disposées par groupes et en connexion avec des cellules de tissu conjonctif. Plus en dehors se voient les cellules dont j'ai parlé plus haut, et qui ont ici un aspect fusiforme. Plus en dehors encore sont des fibres musculaires, qui ont conservé tous leurs caractères, sinon que plusieurs sont allongées et comme étirées et que les noyaux de leur sarcolemme sont plus abondants qu'à l'état normal. Entre ces couches, sont des corpuscules arrondis, globuleux, qui sont des corpuscules de prolifération. Tout à fait à l'extérieur, enfin, est le péricarde, legèrement épaissi et enflammé. Il n'y a aucune trace de tissu élastique.

On peut donc distinguer quatre couches dans cette paroi :

1° Couche de prolifération, formée de corps arrondis globuleux, correspondant à l'endocarde ;

2° Couche fibreuse, formée par les grandes cellules ;

3° Couche de tissu musculaire très-réduite et n'occupant que la partie extérieure ;

4' Péricarde. (Voir Pl. ii, fig. 2, *a*, *b*, *c*, *d*.)

Obs. XVIII. — *Anévrysme de la pointe du ventricule gauche. Calcification de la paroi ; caillot kystique. Méningite. Pneumonie du sommet droit.* (Communiquée par mon collègue Fredet, interne des hôpitaux.) — Bertin (Jean), âgé de 52 ans, cordonnier, entre, le 9 mars 1867, à l'hôpital Beaujon, dans le service de M. Frémy.

Il dit n'avoir jamais eu de maladie grave, et fait remonter le mal qui l'amène à neuf jours seulement. Depuis ce temps, frissons, fièvre, point de côté au-dessous du sein droit ; crachement de sang. A son entrée, on constate de la fièvre et une excitation cérébrale assez vive. Matité dans les deux tiers supérieurs du poumon droit ; souffle tubaire très-prononcé dans toute cette région ; expectoration purulente ; enfin tous les signes d'une pneumonie du sommet droit passant au troisième dégré. L'attention ne fut pas éveillée d'une manière spéciale par l'état du cœur ; toutefois M. Fredet constata vers la pointe un bruit de souffle assez accusé.

Le soir du 10 mars, le malade fut pris d'un véritable délire, auquel fit suite un coma profond qui ne se termina qu'à la mort, le 14 mars.

Autopsie. — On trouve du pus dans les méninges, principalement à la base du cerveau.

Le sommet du poumon droit présente tous les caractères de l'hépatisation grise.

Mais une lésion plus rare se remarque au cœur ; il s'agit d'un anévrysme de la pointe du ventricule gauche. C'est à l'obligeance de mon excellent collègue Fredet que je dois d'avoir pu étudier cette pièce intéressante, dont voici la description :

Le cœur ne paraît pas augmenté de volume. Il n'y a ni adhérence, ni liquide épanché entre les feuillets du péricarde. On remarque seulement près de la pointe, sur la face antérieure, une légère vascularisation du feuillet viscéral. Derrière ce point enflammé se voit par transparence une plaque jaunâtre, dure, résonnant comme de l'os sous le scalpel. Nulle saillie ne s'observe à la surface du cœur, mais la pointe est prolongée et se termine par un bord arrondi, obtus. Les deux artères coronaires sont perméables dans toute leur étendue et ne sont pas ossifiées. Le cœur étant ouvert, on découvre les altérations suivantes :

Dans le ventricule droit, léger épaississement rouge des franges de la valvule tricuspide ; rien à l'orifice pulmonaire.

Dans le ventricule gauche, les sygmoïdes et l'origine de l'aorte sont recouvertes de petites plaques calcaires peu épaisses et peu nombreuses. La mitrale présente aussi quelques épaississements athéromateux.

Mais c'est dans la moitié inférieure du ventricule que sont les lésions les plus intéressantes. Là se voit un caillot de la grosseur d'un petit œuf de poule, occupant la pointe du cœur. Par sa base, il adhère à la plaque calcaire que nous avons déjà vue à l'extérieur, et qui proémine en dedans où elle pénètre en partie dans l'intérieur du caillot ; il est libre dans le reste de sa surface.

. Ce caillot étant incisé suivant sa longueur, on voit qu'il est creusé d'une cavité remplie d'un liquide d'aspect purulent. Mais il n'y a dans ce liquide aucun globule de pus, ainsi que le démontre l'examen microscopique ; on n'y trouve que des granulations, et un peu de graisse, résultat de la régression de la fibrine. Les parois qui circonscrivent cette petite cavité n'ont guère que 2 millimètres d'épaisseur. Elles sont fermes, assez résistantes, d'un jaune rougeâtre, et entièrement formées de fibrine, qui contient çà et là encore de petites masses de globules rouges.

Après avoir enlevé cette espèce de kyste, on s'aperçoit que la paroi antérieure du cœur et une partie de la cloison, dans toute l'étendue qui correspond au caillot, ont perdu leur aspect normal. Là elles sont d'un blanc jaunâtre, dures, opaques, d'un aspect analogue à celui des ligaments. Les trabécules charnues de la face interne ont pris également cet aspect ; elles sont aplaties et atrophiées. L'endocarde se continue sur toute la surface interne, excepté au point d'insertion du caillot sur la plaque crétacée ; mais dans toute cette région, il est blanchâtre, opaque et épaissi. Si on coupe les parois du ventricule de la base à la pointe, on voit que leur épaisseur, qui est normale dans la moitié supérieure, va diminuant peu à peu vers le tiers inférieur, où elle n'atteint plus que 2 millimètres. Le tissu musculaire semble diminuer dans la même proportion, et est remplacé graduellement par le tissu fibreux, qui compose presque à lui seul la paroi du cœur dans le tiers inférieur. C'est dans cet endroit que la paroi antérieure présente une dépression, au fond de laquelle se voit la plaque ossiforme Celle-ci est contenue en entier dans l'épaisseur du tissu fibreux dont une faible couche la revêt en dedans et en dehors. Elle mesure 3 millimètres d'épaisseur à son centre.

Examen microscopique. — Pour faire l'examen des parois de l'anévrysme, je me suis servi du procédé indiqué dans l'observation XVII, c'est-à-dire de la dessiccation et de la coloration par le carmin. Cette préparation m'a permis de constater des particularités fort intéressantes et tout à fait différentes du cas précédent.

Ici la plus grande épaisseur des parois est formée par du tissu élastique. Ce tissu est serré, dense, composé de fibres fines, parfaitement distinctes.

Entre ces fibres on aperçoit des faisceaux et des cellules de tissu conjonctif, dont le noyau coloré par le carmin apparaît facilement par l'addition de l'acide acétique. Ces cellules du tissu conjonctif se présentent sous diverses formes : les unes ont leur aspect normal, les autres sont aplaties, ovales, irrégulières, et offrent tous les caractères des grandes cellules décrites dans l'observation précédente. Le tissu connectif est en faible proportion par rapport au tissu élastique. En certains points, on remarque encore des groupes de corpuscules de prolifération, isolés par îlots au milieu des autres tissus. Malgré cette transformation singulière de la paroi du cœur, la fibre musculaire n'a pas disparu. Çà et là, en divers points, on la retrouve par groupes isolés, et il est facile de constater qu'elle n'a subi aucune dégénérescence. Elle est claire, transparente, conserve ses stries intactes, et ne présente en aucun point l'altération granuleuse. Les noyaux du sarcolemme sont seulement plus volumineux et plus nombreux qu'à l'état normal. La forme de cette fibre est aussi modifiée ; elle a en certains points cet aspect étiré que j'ai noté dans l'observation précédente, et semble rétrécie, comme étranglée par places.

Mais un autre élément se montre ici, dont l'origine est moins facile à expliquer. En différents endroits, on trouve, au milieu des fibres élastiques, de véritables fibres-cellules, analogues en tout point à celles de la vie organique. Elles sont longues, effilées et munies d'un noyau très-allongé et comme aplati. D'où viennent ces fibres-cellules? Est-ce du tissu embryonnaire qui s'est organisé ? est-ce du tissu musculaire strié qui s'est transformé? C'est ce qu'il est impossible de décider, puisqu'on n'a pu suivre leur évolution. Tout dans ce fait concourt donc à faire voir, comme dans le précédent, que c'est la trame fibreuse qui s'est développée et a fini par étouffer l'élément musculaire de manière à le faire disparaître entièrement. Mais ici ce tissu nouveau s'est organisé, et l'élément élastique qui s'est développé a pu suppléer, sinon remplacer l'élément musculaire.

La plaque calcaire ne montre que des couches calcifiées, superposées les unes aux autres; mais l'examen microscopique n'y révèle aucune trace de tissu osseux.

La fibre musculaire des autres points du cœur est saine. Mais à mesure qu'on se rapproche de l'anévrysme, on voit les faisceaux musculaires, séparés de plus en plus par le tissu fibreux.

Obs. XIX. — *Anévrysme de la pointe du ventricule gauche. Ossification des artères coronaires. Pleurésie double.* (Communiquée par M. le professeur

Vulpian.) — Bourdin (Marie), 82 ans, concierge, entre, le 10 août 1863, dans le service de M. Vulpian à la Salpêtrière.

Elle a eu six enfants; elle est d'une bonne santé habituelle, n'a pas eu d'oppression. Depuis quinze jours elle tousse et est oppressée. Le côté gauche de la poitrine est mat à sa partie inférieure. Souffle et égophonie; pas de point de côté; toux assez fréquente ; expectoration muqueuse, quelques râles disséminés; battements du cœur tumultueux. On n'a pas noté alors s'il y avait ou non un bruit de souffle au cœur: mais il est bien probable qu'il n'y en avait pas. Jambes enflées depuis une quinzaine. Pas d'albumine dans les urines.

Au bout de quinze jours, à la suite de vésicatoires et de purgatifs drastiques, amélioration assez rapide. Le souffle avait disparu, ainsi que l'égophonie, au bout de trois ou quatre jours.

Elle sort le 17 septembre, et rentre un mois après. Elle se plaint d'être oppressée depuis quelques jours, d'avoir eu des frissons, de la fièvre. On constate, à la visite du matin, le 18, une matité considérable à la partie inférieure du poumon gauche; du souffle et de la bronchophonie; il y en a peut-être aussi un peu à droite. L'oppression augmente rapidement, et le 19 octobre elle meurt, après avoir présenté une dyspnée intense, de la cyanose et de l'œdème des extrémités.

Autopsie le 20. — *Encéphale*. Pas de lésion. — *Abdomen*. Foie sain. Dans la vésicule biliaire très-distendue se trouve un calcul de la grosseur d'un œuf de pigeon. L'une de ses extrémités adhère à la paroi interne de la vésicule. Il est formé de couches de cholestérine.

Le rein droit offre à sa surface une vingtaine de très-petits kystes urineux; moins grand nombre dans le rein gauche. Rate saine.

La cavité utérine communique librement avec la cavité du co. et est remplie de sang noir. L'orifice du col est ouvert.

Thorax. — La cavité pleurale gauche contient une grande quantité (1 litre) de sérosité citrine transparente. La droite en contient un verre environ. Le poumon gauche était retenu aux côtes par une adhérence au niveau de la région axillaire; mais cette adhérence étant peu étendue, il a été refoulé de toute part, et son tissu est presque partout affaissé, comprimé, surtout celui du lobe inférieur. A la surface, aucun dépôt pseudo-membraneux récent. Sur la plèvre médiastine, du côté gauche seulement il y a un dépôt membraniforme peu étendu, mou et sanguinolent. On n'a pu s'assurer de l'existence de vaisseaux dans cette production dont l'aspect indiquait une très-récente origine. Du côté droit, on trouve le lobe inférieur du poumon affaissé aussi, ne crépitant plus sous la pression; on peut le distendre cependant par l'insufflation. Dans ce poumon, aucune trace de tubercules; au sommet, petite portion présentant l'aspect de la pneumonie chronique. Dans le poumon gauche, même état, moins marqué du sommet.

Le cœur est adhérent au péricarde dans une grande partie de son étendue. L'adhérence est complète au niveau de la face antérieure du bord latéral gauche et d'une partie de la face postérieure du cœur. L'adhérence a lieu par un tissu cellulaire fin, assez résistant, mais cédant cependant et se déchirant sous la pression des doigts. Dans les points où il n'y a pas d'adhérence, les deux feuillets sont revêtus d'une couche pseudo-membraneuse très-adhérente, hérissée de saillies papilliformes (peut-être quelques-unes sont-elles le résultat de la rupture de brides étendues entre les deux feuillets). A la partie postérieure, près du sillon auriculo-ventriculaire, on voit transparaître à travers le dépôt pseudo-membraneux un groupe de plusieurs petites granulations très-semblables comme aspect à des granulations grises tuberculeuses. La fausse membrane qui revêt les deux faces du péricarde, grisâtre en certains points, est plus au moins colorée en rouge sombre dans le reste de son étendue. Elle est probablement en partie organisée.

Avant même que le péricarde eût été détaché, on avait reconnu que la forme du cœur offrait une modification remarquable, mais on la constate d'une façon plus précise le péricarde étant détaché. On voit alors que le cœur qui n'est pas du reste notablement augmenté de volume, présente, au niveau de sa pointe, une saillie anormale de forme hémisphérique un peu allongée. Le sillon interventriculaire antérieur que l'on voit mieux que le postérieur vient se terminer inférieurement à la base de cette tumeur qui l'a rejeté assez fortement vers la droite. En pratiquant une section qui divise en deux parties latérales, la saillie et le ventricule gauche, on constate que le sommet de ce dernier s'est dilaté et développé en formant un sac dont l'ouverture est presque aussi large que le fond. Toute cette poche surajoutée est remplie entièrement de couches de fibrine superposées, mal délimitées d'ailleurs, dont les plus rapprochées du fond sont décolorées, jaunâtres, tandis que celles qui sont plus près de l'ouverture sont encore assez fortement imprégnées de sang. La paroi du ventricule gauche qui dans les autres points a son épaisseur normale, s'amincit considérablement au niveau de l'ouverture, et dans la plus grande partie de là poche, elle ne présente plus que 2 à 3 millim. Le tissu musculaire ne paraît avoir disparu nulle part; dans un point seulement vers le bord du cœur, on aperçoit par transparence à l'extérieur une teinte noirâtre, comme si dans ce point les couches fibrineuses étaient très-rapprochées de la surface.

L'orifice de la poche est bordé par des colonnes charnues de troisième ordre qui se voient aussi dans l'intérieur du sac. L'une d'elles, qui semble continuer le pilier droit de la valvule mitrale, descend même jusqu'au fond de l'anévrysme. Au niveau de l'orifice, l'endocarde, blanc, opaque, épaissi, se continue manifestement dans l'intérieur de la poche qu'il tapisse. Là il est moins blanc, mais plus épais, et on peut encore l'isoler par la dissection. A l'examen microscopique, le tissu musculaire de la paroi s'est trouvé entièrement sain.

Il n'y a aucune lésion des appareils valvulaires ni dans le cœur droit, ni dans le gauche.

L'aorte est athéromateuse à son origine. Les artères coronaires sont ossifiées. La gauche décrit jusqu'à la pointe du cœur un trajet très-flexueux. Elle est rigide, dure et très-rétrécie par les plaques crétacées qui la doublent. La droite a subi les mêmes altérations, mais moins prononcées.

M. le professeur Vulpian a bien voulu me confier le cœur que j'ai pu ainsi étudier par moi-même.

L'examen microscopique de la poche anévrysmale m'a montré des altérations identiques à celles de l'observation XVII, c'est-à-dire que le tissu musculaire se continuait dans les parois de la poche, et que là il conservait tous ses caractères. Une coupe de cette paroi montrait également le tissu fibreux formé de ces cellules aplaties, allongées, disposées par couches et entremêlées à du tissu de prolifération, et aux rares faisceaux musculaires qui persistaient.

Obs. XX. — (Communiqué par M. le professeur Vulpian.) *Hémiplégie droite. — Ramollissement superficiel du lobe postérieur gauche du cerveau. — Épanchement pleural double. — Anévrysme de la pointe du ventricule gauche ouvert dans le péricarde. — Caillot fibrineux kystiforme du ventricule droit.* — Fritsch (Marguerite), 76 ans, femme de ménage, entre le 17 mai 1864 dans le service de M. Vulpian, à la Salpêtrière, salle Saint-Thomas, no 6.

Réglée à 17 ans ; ménopause à 51 ; trois enfants ; a toujours été d'une bonne santé.

Il y a dix ans, elle fit une chute dans un escalier, en roulant, dit-elle, trois fois sur elle-même la tête en avant, d'où résulta une large plaie à cette partie. A la suite de cette chute, elle aurait eu presque continuellement des douleurs dans le dos, dans le creux épigastrique et les épaules.

La sensibilité est conservée dans les membres supérieurs et inférieurs. La malade marche bien et n'offre aucune trace de paralysie musculaire, cependant elle serre un peu mieux de la main droite. Elle présente à droite, à la partie supérieure et postérieure du cou, une tuméfaction que le tissu adipeux ne permet pas de très-bien localiser ; elle paraît due à l'une des deux ou trois premières vertèbres cervicales, en sorte que la malade aurait pu avoir autrefois une subluxation de ces vertèbres.

Elle entre pour les douleurs dont nous venons de parler et des étouffements. — On constate une sonorité un peu exagérée de la poitrine, mais pas de râles. *Pas de bruits anormaux du cœur.*

Elle sort le 28 mai et rentre le 1er juin.

Elle a été frappée la veille, sans prodrome aucun, subitement, d'une hémiplégie à droite. Il n'y a pas eu perte de connaissance ni chute. Aujourd'hui elle se présente avec une hémiplégie incomplète. Le membre inférieur conserve une partie de ses mouvements qui s'exécutent cependant avec plus de lenteur. La sensibilité tactile est la même des deux côtés ; elle paraît peut-être un peu plus développée du côté paralysé. Quant au membre supérieur du même côté, les mouvements ont aussi diminué; ils se font avec plus de lenteur, et la force de la main est beaucoup moins grande que du côté opposé. La sensibilité tactile est la même qu'à gauche, mais la sensibilité à la douleur paraît augmentée. Le côté droit du tronc paraît avoir conservé ces deux sensibilités au même degré que le gauche. Point d'embarras de la parole.

Rien aux poumons, *rien au cœur*.

La malade sort améliorée au bout de quelque temps, et rentre de nouveau le 17 novembre. Elle a perdu un peu la mémoire et a des hallucinations de la vue qui la tourmentent beaucoup. Elle a surtout un affaiblissement assez prononcé des deux membres droits ; cependant il lui reste encore une certaine force dans la main droite, qui serre presque autant que la gauche. La sensibilité est conservée, peut-être même exagérée dans le bras et la jambe droits. Cette dernière traîne un peu pendant la marche. Rien dans la cavité thoracique. La malade accuse des douleurs vives entre les deux épaules, au niveau des quatrième et huitième vertèbres dorsales, qui sont douloureuses à la pression.

Le 5 février, la malade est dans un état anémique très-prononcé ; elle s'affaiblit sans rien présenter de caractéristique. Rien au cœur ; bruit de souffle anémique dans les vaisseaux ; la respiration s'embarrasse.

Le 10. A la percussion, matité des deux côtés à la base, plus marquée à gauche ; un peu d'égophonie. — Vésicatoire.

La malade venait de demander à mourir, quand elle s'assied sur son lit, est prise d'une syncope et tombe morte.

Autopsie. — Encéphale. — Artères de la base peu athéromateuses. Ancien ramollissement superficiel des parties postérieures du cerveau du côté gauche. Deux ou trois circonvolutions sont tout à fait atrophiées, d'un gris terreux, jaune d'ocre par places. Une partie de la substance blanche sous-jacente est altérée en même temps que la substance grise.

Thorax. — Le péricarde contient 200 gr. de caillots sanguins sous forme de gelée peu consistante. La forme du cœur est modifiée surtout à sa pointe qui au lieu d'être conique est tout à fait obtuse, élargie et semble former une cavité supplémentaire surajoutée au ventricule. Sur la face antérieure gauche, vers le quart inférieur se trouve une ouverture presque linéaire, irrégulière, se dirigeant de haut en bas et un peu de gauche à droite ; c'est le point où le cœur s'est rompu. Cette déchirure a environ 1 centim. 1/2 de long. On dirait, sauf l'irrégularité de la ligne qu'elle forme, une plaie produite par un coup de couteau. Le ventricule gauche étant ouvert, on voit que la pointe du cœur est repoussée et dilatée ; il s'est formé, en un mot, un anévrysme partiel. La surface interne de cet anévrysme est revêtue de couches assez épaisses surtout vers la pointe, formées de caillots anciens, grisâtres, friables. Dans un point de ce caillot, près de la paroi cardiaque, se trouve une matière blanchâtre, ramollie (fibrine modifiée, puriforme). Au niveau des caillots, le tissu musculaire du cœur est extrêmement aminci. *La rupture a eu lieu au niveau de la limite supérieure du caillot.*

Dans le ventricule droit, vers la pointe, près du sillon interventriculaire postérieur, se trouve un caillot ancien kystiforme, dont les parties centrales fluides se sont écoulées au moment de l'ouverture. Pas de lésions des auricules.

Les systèmes valvulaires gauches présentent quelques dépôts athéromateux. On en trouve également sur la membrane interne de l'aorte à son origine et dans ses portions thoracique et abdominale.

Plèvres.—Épanchement séreux abondant des deux côtés. Poumons sains.

Foie muscade ; face convexe très-adhérente au diaphragme.

Rate saine.

Obs. XXI. — *Anévrysme du cœur, rompu dans le péricarde.* (Bignardi. *Annali univ. di medicin.* Janv. 1829. *Arch. gén. de méd.*, t. XIX, p. 428.) — Dans l'hiver de 1823, une jeune personne de Modène, nommée Badichi, mourut subitement, au moment où elle faisait ses préparatifs de toilette pour se rendre à un bal. A l'ouverture du cadavre, on trouva le péricarde énormément distendu par le sang qui y était épanché. En examinant soigneusement le cœur, on observa à la base du ventricule gauche, près l'insertion de l'aorte, une petite tumeur de la grosseur d'une fève, formée uniquement par l'adossement de la membrane interne du ventricule et du feuillet séreux qui revêt le cœur. Cette tumeur, qui formait un relief sensible à la surface du cœur, était le siége de la déchirure qui avait donné lieu à l'épanchement sanguin et à la mort. Cette déchirure n'intéressait que les parois de la petite tumeur et s'était effectuée dans le point où le tissu musculaire cessait d'exister.

ARTICLE III

ANÉVRYSME PAR DÉGÉNÉRESCENCE GRAISSEUSE.

La dégénérescence graisseuse du cœur est l'un des points les plus intéressants, et, il faut bien le dire, les moins connus de la pathologie de cet organe. L'anévrysme peut, dans certains cas, en être le résultat. Mais avant de décrire comment il se développe alors, il faut dire quelques mots de cette altération elle-même.

La dégénérescence graisseuse du cœur se produit dans deux circonstances bien différentes. Tantôt elle est le résultat d'une cause générale, qui porte son action non-seulement sur cet organe, mais encore sur tout le système musculaire et sur la plupart des viscères : telle est celle qu'on observe dans les empoisonnements (phosphore, arsenic, antimoine) et les fièvres graves (ictère grave, variole; etc.). Dans ces cas, la marche est rapide et la mort en est la terminaison certaine.

Tantôt, au contraire, la dégénérescence succède à un trouble de nutrition purement local. Son développement est lent et peut permettre la formation d'un anévrysme. Deux altérations surtout peuvent produire ces troubles de nutrition : ce sont l'inflammation des enveloppes séreuses, et le rétrécissement des artères coronaires.

La première de ces causes a été signalée depuis un certain temps par plusieurs auteurs. Le Dr Williams l'observa un des premiers (*Princ. of medic.*). Le Dr Paget avança aussi que l'inflammation pouvait produire l'atrophie et la dégénération (*Lectures*). Enfin, le Dr Quain (1), dans 83 cas d'altération graisseuse, trouva que 13 fois on pouvait la rapporter à une endopéricardite coexistante. Cette conséquence a été signalée également par Virchow, Bamberger, Friedriech. Mais si cette cause est bien con-

(1) *On Fatty diseases of the heart. Med. chir. Transact.*, 2e série, vol. XV; 1850.

nue, elle est loin d'être expliquée, et c'est là un sujet d'un haut intérêt physiologique qui demande à être éclairci.

Il n'en est pas de même de la seconde cause, c'est-à-dire du rétrécissement des artères coronaires. Elle n'a guère attiré l'attention jusqu'ici, et pourtant elle est fréquente, et rien de plus simple que l'explication des troubles nutritifs qu'elle entraîne à sa suite. Mais les auteurs, préoccupés de l'idée que cette lésion était la cause de l'angine de poitrine, ne l'ont étudiée que sous ce rapport (Jenner, Parry, Wall, Blach, Burns, Kreysig). Si l'observation a détruit ces hypothèses, elle a fait voir que des altérations plus réelles étaient la conséquence du rétrécissement des artères cardiaques, et aujourd'hui je n'hésite pas à affirmer que c'est la cause la plus fréquente de la dégénérescence graisseuse du cœur. A cet égard, la statistique du Dr Quain fournit des résultats pleins d'intérêt. Ainsi, sur 83 cas, il a trouvé 25 fois les coronaires plus ou moins oblitérées, et il faut dire que dans la plupart des autres faits elles n'ont pas été examinées. « Dans tous ceux que j'ai observés moi-même, ajoute-t-il, excepté dans un cas de phthisie, j'ai trouvé une obstruction plus ou moins complète des vaisseaux. J'ai même vu la coronaire, ossifiée, se rendre directement à la partie malade seule. » Il rapporte en effet plusieurs cas dans lesquels la portion dégénérée correspondait exactement aux divisions vasculaires oblitérées; il les compare avec justesse au ramollissement cérébral. Il serait facile aujourd'hui de rassembler une centaine d'observations montrant évidemment la dégénérescence liée à l'oblitération vasculaire.

Une circonstance qui doit favoriser singulièrement ces troubles de nutrition, c'est que, d'après le Dr Swann (*Med. Gazette*, vol. XIV, p. 751), il n'y a pas communication libre entre les deux artères coronaires : l'une d'elles ne peut être injectée par l'autre, et ne peut par conséquent la suppléer si elle vient à être obstruée.

La profondeur et la rapidité de la dégénérescence sont en rapport avec le degré d'oblitération du vaisseau. Si le retrait des parois se fait lentement, par suite d'un dépôt athéromateux ou calcaire de ses parois, le tissu musculaire ne se transforme que peu à peu et partiellement. Pendant un certain temps, bien qu'il ne se contracte plus, il offre assez de résistance encore pour se laisser distendre sans se rompre, et c'est alors que l'anévrysme peut se produire. Si, au contraire, l'oblitération a lieu brusquement, soit par suite d'un caillot formé autour des concrétions calcaires, soit par une embolie (ce qui ne me semble pas encore établi d'une manière positive), l'altération est plus rapide; ce n'est plus une dégénérescence, c'est une véritable décomposition qui a lieu, et la gangrène peut en être la suite. La gangrène du cœur a été niée, je le sais, et cela tient à ce que la plupart des observations qui prenaient ce titre n'y répondaient point, ou ne présentaient pas assez de détails pour le justifier. Mais puisque l'occasion se présente, je veux dire en passant que cette affection me semble réelle, et qu'il existe un certain nombre d'observations qui en démontrent l'existence. Dans ces cas, c'est à l'oblitération vasculaire qu'il faut rapporter la lésion, dont le mécanisme est ici le même que sur les autres points du corps. Je citerai comme exemple un cas publié par M. Cruveilhier (1), dans les *Bulletins de la Société anatomique*, et un autre, rapporté plus loin, que je dois à l'obligeance de M. le Dr Potain.

Quoi qu'il en soit, on voit que l'anévrysme ne peut se développer que lorsque la dégénérescence s'effectue lentement, et laisse aux parois une certaine résistance.

Ces anévrysmes présentent plusieurs caractères qui les différencient des anévrysmes par transformation fibreuse. C'est, d'une part, la structure anatomique de leurs parois qui présentent tous les caractères de l'altération graisseuse; d'autre part, leur marche plus rapide, et leur terminaison presque fatalement mortelle; ils ne peuvent en effet se consolider et guérir comme ceux dont les parois sont fibreuses; ils se terminent le plus souvent par la rupture. Voici les seuls exemples de ce genre que j'aie pu recueillir; ils sont au nombre de quatre.

Observations.

Obs. XXII.—*Anévrysme par dégénérescence graisseuse; rupture.* (Meade, (*London med. Gazette*, novembre 1846.) — Un homme de 88 ans, affecté

(1) *Bulletins de la Société anat.*, 1850, p. 163.

depuis quelques semaines d'un peu de toux, d'une sensation de faiblesse,
avec des bruits continuels dans la tête et dans les oreilles, était du reste
dans un état de santé assez convenable ; il marchait seul et sortait tous
les jours, lorsque, dans la soirée du 21 septembre 1845, il mourut subitement quelques instants après s'être mis au lit. Les traits étaient calmes,
la face était pâle et exsangue ; tout annonçait une hémorrhagie interne.
Les téguments de la poitrine étaient fortement chargés de graisse ; les
cartilages sterno-costaux ossifiés ; le péricarde entouré de toutes parts
par une quantité de tissu graisseux ; sa cavité renfermait environ 1 livre
de sang en partie coagulé. A la partie postérieure et inférieure du ventricule gauche, près de la pointe du cœur, il y avait une ouverture irrégulière et déchiquetée, longue de 3 quarts de pouce et offrant une direction
longitudinale. Dans le voisinage de cette ouverture, le tissu musculaire
du cœur était si mou et si profondément altéré, qu'il se déchirait sous
la simple pression des doigts et se réduisait en une masse molle et pul-
peuse. Il était impossible d'apercevoir de traces des fibres musculaires
jusqu'à 1 pouce et demi en tous sens en dehors de cette déchirure. Ce
tissu était d'une couleur jaune foncé, de manière qu'on l'eût pris au premier abord pour de la matière tuberculeuse ramollie ou pour du pus ;
mais il était gras au toucher et était formé de graisse ; c'était une dégénérescence graisseuse de la substance musculaire. La partie inférieure du
ventricule dans lequel s'était produite la rupture était dilatée en forme de
poche : c'était évidemment par le tissu musculaire et la membrane interne que la rupture avait commencé. Le cœur ne présentait aucune altération importante, mais il était généralement chargé de graisse, et son
tissu flasque et décoloré. Les parois de l'aorte, les valvules mitrale et aortique étaient ossifiées en partie, mais sans que les mouvements de ces
valvules fussent notablement gênés.

Obs. XXIII. — Dr Latham (*Clinical medicine*, vol. II, page 149, 1846).
—Homme de 70 ans, gai et d'une bonne santé. Après un effort considérable, il fut pris de dyspnée et d'un sentiment de défaillance allant jusqu'à
la syncope ; pouls fréquent et faible ; impulsion du cœur faible, mais sensible, sur une large étendue. Il mourut subitement huit jours après.

Péricarde très-vascularisé ; cœur dilaté. La substance musculaire est
pâle, flasque, et se laisse facilement dilacérer, ce qui semble tenir à la
transformation graisseuse ; la graisse est abondante, surtout à la partie
externe.

On trouva un anévrysme cardiaque commençant au sommet du ventricule gauche ; c'était le résultat du ramollissement et de la faiblesse musculaire en ce point. L'endocarde était détruit ; 1 pinte et demie de sérosité
dans chaque plèvre ; foie doublé de volume ; dépôt athéromateux dans
l'aorte.

Obs. XXIV. — Dr Fletcher (*Provincial med. and surg. Journal*, 1849,

p. 606).—Homme de 44 ans, mince, nerveux, actif. Il ressentait des douleurs qui lui traversaient la poitrine et s'étendaient jusque dans les bras, accompagnées d'un sentiment de détresse et de suffocation ; pouls et impulsion cardiaque très-irréguliers. Ces accès revenaient à intervalles plus rapprochés depuis huit jours, quand il mourut subitement. Dans l'intervalle des attaques, il était sans souffrance, et le pouls régulier battait 74. Rien de particulier dans les bruits du cœur.

Le cœur était dilaté, mais non hypertrophié ; beaucoup de graisse sur le ventricule droit ; dégénérescence graisseuse, avec disparition des stries transversales dans les fibres musculaires du ventricule gauche. A la surface interne du sommet de ce ventricule, la substance musculaire était ramollie et désorganisée, et contenait un caillot ferme et fibrineux du poids d'une demi-once, comme on en trouve dans les sacs anévrysmaux. Les deux artères coronaires étaient malades et rétrécies.

Obs. XXV. — *Anévrysme de la pointe du cœur et de la cloison.* — *Dégénérescence graisseuse.* — *Gangrène.* — *Perforation de la cloison.* — *Ossification et oblitération de l'artère coronaire droite.* (Communiquée par mon collègue Thierry, interne des hôpitaux.) — Marion (Émilie), 59 ans, lingère, entre, le 2 mars 1866, à l'hôpital Necker, salle Sainte-Adélaïde, n° 20, dans le service de M. le Dr Potain.

Habituellement d'une bonne santé, elle n'a jamais fait de maladie grave, s'enrhume souvent depuis plusieurs mois, éprouve de la gêne dans la respiration au moindre exercice, depuis la même époque.

Le 1er mars, après son dîner, elle est prise subitement de malaise, d'étouffement, puis surviennent pendant la nuit plusieurs accès de suffocation, accompagnés d'une douleur vive siégeant à la région précordiale, s'étendant au cou, à l'épaule gauche, et dans le bras du même côté jusqu'aux doigts, se faisant également sentir dans l'épaule droite, où elle est plus prononcée qu'à gauche.

Le 2. A son entrée, on trouve une sonorité légèrement exagérée de la cage thoracique ; la respiration rude et sèche ; des râles sibilants prononcés, surtout lors de l'expiration, disséminés dans toute l'étendue des deux poumons, principalement en arrière.

Absence de matité précordiale ; le poumon recouvre le cœur ; bruits normaux ; pouls régulier, sans fréquence.

Elle est prise sous nos yeux d'un accès pareil à ceux qu'elle a éprouvés la nuit dernière, accès débutant tout à coup par une douleur vive au niveau du sein gauche qui s'irradie dans les points mentionnés plus haut. La respiration est sifflante, profonde ; 28 par minute ; le pouls est à peine accéléré. La malade est en proie à une vive anxiété ; elle penche le corps en avant, et craint d'étouffer à chaque instant ; puis la douleur disparaît, ainsi que la gêne de la respiration, et au bout de deux minutes environ, elle rentre dans son état normal, conservant seulement une fatigue générale.

Les jours suivants, les accès s'éloignent, cessent d'être douloureux et disparaissent vers le cinquième jour de son entrée ; l'emphysème persisté.

Un mois après, elle éprouve une gêne croissante et continue de la respiration, présente les symptômes d'une congestion œdémateuse des deux poumons à la base en arrière, puis de l'infiltration des membres inférieurs, de la paroi abdominale et un épanchement ascitique. Pas d'albumine dans les urines. Elle meurt le 22 avril, sans que jamais on ait perçu de bruit anormal dans la région du cœur.

Autopsie.—Au niveau des lobes inférieurs des deux côtés, le tissu pulmonaire était d'un rouge sombre, plus dense et moins crépitant qu'à l'état normal; en le pressant, il conservait l'impression du doigt, et laissait s'écouler à la coupe une certaine quantité de sérosité sanguinolente.

J'ai pu, grâce à l'obligeance de mon collègue Thierry, étudier le cœur, et voici ce que j'ai trouvé :

Le cœur est très-développé; il ne se termine pas en pointe, mais par une extrémité arrondie. Son tissu est pâle, flasque, et ses parois s'affaissent sur elles-mêmes. Vers son tiers inférieur, près du sillon interventriculaire antérieur, se voit une tache brune noirâtre, de la largeur d'une pièce de 2 fr., assez irrégulièrement délimitée, et exhalant une odeur gangréneuse manifeste.

Les cavités étant ouvertes, on trouve les altérations suivantes : La mitrale est épaissie sur ses bords; les sygmoïdes aortiques couvertes de plaques calcaires, ainsi que l'origine de l'aorte ; ces valvules sont cependant assez souples. A 4 centimètres au-dessous d'elles se voit une poche développée aux dépens de la cloison interventriculaire et de la paroi antérieure du ventricule. Elle a le volume d'une petite orange, et est en partie comblée par des caillots fibrineux stratifiés, adhérents à la surface interne. Ce n'est point une poche circonscrite, à proprement parler, mais plutôt une espèce d'enfoncement partiel de cette portion du cœur. Les parois sont minces et n'offrent pas une grande résistance. Elles sont formées de trois couches : le péricarde épaissi et fibreux ; le tissu musculaire très-réduit, d'une couleur jaune grisâtre, et d'une consistance assez faible ; en dedans enfin l'endocarde, dont on constate facilement la présence. C'est sur la paroi antérieure de cette poche que siége la plaque gangréneuse, mentionnée plus haut; elle n'occupe pas toute l'épaisseur des couches, mais reste bornée aux plus superficielles.

Dans le cœur droit, orifices valvulaires sains. Le ventricule droit est diminué de volume par la saillie que forme la cloison dans son tiers inférieur. En cet endroit, elle est perforée en plusieurs points; son tissu ramolli et friable est comme lacéré; mais la communication qui a dû en résulter momentanément entre les deux ventricules est bouchée par des caillots d'une certaine consistance, quoique non fibrineux. La partie inférieure de ce ventricule est occupée par un caillot mou, noirâtre, qui est certainement antérieur à la mort.

Les artères coronaires sont très-malades; la droite est très-ossifiée et complétement oblitérée par un caillot fibrineux à partir de sa bifurcation, tandis que la branche qui contourne le sillon transverse postérieur est encore perméable ; la gauche est rétrécie, mais perméable.

L'*examen microscopique* montre une dégénérescence graisseuse presque générale, mais accusée surtout au niveau de la poche anévrysmale. En ce point, il n'y a presque plus de fibres striées ; et au niveau de la tache gangréneuse, on ne trouve plus que de la graisse en petites masses et des granulations pigmentaires ; aucune trace d'organisation.

Les lésions si remarquables observées sur le cœur me semblent s'enchaîner parfaitement et pouvoir s'expliquer ainsi. L'altération graisseuse du cœur est sous la dépendance du rétrécissement des artères coronaires. Tant que le retrait de leurs parois s'est opéré lentement, la dégénérescence a été lente aussi, et a permis la dilatation de la partie primitivement atteinte et par suite moins résistante que les autres. Puis des caillots venant à se déposer sur les plaques calcaires du vaisseau cardiaque, la circulation a été brusquement interrompue et la gangrène est survenue.

ARTICLE III

ANÉVRYSMES PAR CAUSES ACCIDENTELLES.

Je range dans cette catégorie ceux qui peuvent succéder à la
rupture, à l'apoplexie, aux kystes et au traumatisme.

CHAPITRE PREMIER.

ANÉVRYSMES PAR RUPTURE.

On sait que pour Breschet la rupture incomplète des parois
du cœur était la vraie, la principale cause de l'anévrysme. Or,
de tous les faits rassemblés dans son mémoire, il n'en est pas un
seul qu'on puisse réellement considérer comme le résultat de
cette action. Plusieurs auteurs l'ont encore admise depuis, mais
aucun n'a apporté un seul fait qui en démontre la réalité. Leur
principal argument était l'absence de l'endocarde au fond de la
poche; j'ai dit plus haut ce qu'il fallait en penser.

Aujourd'hui qu'on connaît mieux le mécanisme des déchirures du cœur, on sait que, si les ruptures incomplètes existent,
elles sont néanmoins très-rares et ne tardent pas à se transformer en ruptures complètes. Les causes qui les produisent portent en effet leur action sur toute l'épaisseur des parois et s'ar-
rêtent rarement à temps pour permettre la formation d'un
anévrysme. De ces causes, les deux principales sont le traumatisme et la dégénérescence graisseuse. Celle-ci est incontestablement la plus fréquente et mérite d'attirer l'attention. Il y a
peu d'années encore, lorsqu'on n'avait pas le secours du microscope pour découvrir des lésions inappréciables à l'œil nu, la dégénérescence graisseuse était souvent méconnue, et l'on regardait dans beaucoup de cas la rupture spontanée du cœur comme
une simple déchirure mécanique, indépendante de toute altéra-

tion de tissu. Dezeimeris (1), dans son excellent Mémoire sur les ruptures du cœur, en fait même une classe à part. Il est bien rare aujourd'hui, lorsqu'on examine soigneusement une rupture spontanée, qu'on ne trouve pas une altération de la fibre musculaire, et presque toujours dans ce cas il s'agit d'une dégénérescence graisseuse. Il faut donc bien probablement faire rentrer dans cette catégorie la plupart des ruptures sans lésion de la fibre musculaire publiées sans examen microscopique.

Le traumatisme est une cause moins commune; il détermine la rupture des fibres par la pression ou le tiraillement. Les chutes d'un lieu élevé, les écrasements, les secousses violentes, en sont l'occasion la plus fréquente.

De pareilles causes entraînent presque inévitablement une rupture complète et une mort rapide. Il se peut cependant, dans les deux cas, que le péricarde résiste et demeure intact; quelquefois même la couche musculaire sous-jacente est respectée. C'est dans ces conditions que le sang s'infiltre dans la déchirure, distend la portion du péricarde correspondante et s'y forme une cavité anévrysmale. J'ai trouvé deux exemples d'une pareille lésion : le premier à la suite d'une dégénérescence graisseuse; le second succédant au traumatisme. Mais ces deux faits, tout en démontrant la réalité du mécanisme de l'anévrysme par rupture, ne prouvent pas qu'il aurait pu persister définitivement et doivent rendre réservé dans l'admission de cette cause. »

Obs. de Undren. — *Northern journal* et *Arch. gén. de méd.*, 1849, t. XIX, pag. 46. — Un homme de 60 ans, fort et bien musclé, qui paraissait jouir d'une santé excellente, tomba mort dans la rue, pendant qu'il allait à ses affaires. L'autopsie ne montra rien de particulier du côté des organes encéphaliques abdominaux et respiratoires, si ce n'est un peu d'engorgement du lobe supérieur du poumon gauche. Le sang était fluide dans tous les vaisseaux ; le péricarde ne contenait aucun liquide ; le cœur avait presque triplé de volume ; il était mou, flasque et couvert de graisse ; le ramollissement de toutes ses parties était extrême ; le ventricule droit était fortement dilaté et aminci, ainsi que l'oreillette droite près du tubercule de Lower. Les fibres musculaires étaient rompues de dedans en dehors dans trois points différents, et dans une étendue de près de 1 pouce ; *le sang était extravasé au milieu des fibres déchirées, et le feuillet séreux constituait la barrière qui avait seule empêché l'irruption du sang dans*

(1) Mémoire sur les ruptures du cœur. Journal *l'Expérience*, 1839, p. 145.

l'intérieur du péricarde ; valvules mitrale et tricuspide fortement épaissies et cartilagineuses.

Ons. de Peacock. — *Malformat. of the heart,* 2ᵉ édit., 1866. — Un jeune homme mourut quelques heures après avoir reçu une blessure grave de la poitrine produite par la roue d'un wagon. Les côtes avaient été presque toutes fracturées des deux côtés et avaient déprimé la partie antérieure du thorax. L'endocarde et les parois musculaires de l'oreillette droite avaient subi plusieurs ruptures partielles, quoique la membrane externe fût intacte.

Thurnam (1) cite également deux exemples qui viennent à l'appui de la théorie de l'anévrysme par rupture : ce sont deux préparations du musée du collége de l'Université, représentant deux ruptures du cœur, sur lesquelles la perforation interne est très-petite, et paraît avoir été précédée d'une rupture incomplète, car on voit à l'intérieur la destruction du tissu musculaire dans une étendue suffisante pour loger dans un cas une noisette, et dans l'autre une noix. « Si nous supposons, dit-il, que la déchirure eût cessé de s'agrandir, il en serait résulté un anévrysme faux. »

CHAPITRE II.

ANÉVRYSMES PAR APOPLEXIE CARDIAQUE.

L'apoplexie du cœur est une lésion dont on doit la connaissance à M. le professeur Cruveilhier et dont lui seul à peu près jusqu'ici a donné la description. Dans certains cas, elle pourrait, d'après lui, devenir l'origine d'un anévrysme. Le foyer apoplectique s'ouvrant dans la cavité cardiaque, le sang pénétrerait dans son intérieur et le dilaterait à la longue. Examinons les faits sur lesquels se fonde cette opinion, et voyons s'ils démontrent la réalité de ce mécanisme.

Les exemples d'apoplexie du cœur ne sont pas nombreux ; je citerai d'abord ceux que rapporte M. Cruveilhier :

(1) *Med. chir. Transact.,* t. XXI, 1838.

Ier **FAIT.** — *Anat. path.*, liv. XXII, page 4. — Sur un sujet de la Salpêtrière, j'ai trouvé en arrière du bord gauche du cœur un foyer sanguin qui envoyait des prolongements considérables entre les fibres charnues du cœur, de manière à imiter le bois de palissandre. Le tissu du ventricule gauche était d'une fragilité telle que le doigt s'y enfonçait avec la plus grande facilité. Cette fragilité ne se voyait pas seulement autour du foyer sanguin; elle s'étendait encore à une certaine distance; on eût dit que le cœur avait été soumis à une ébullition prolongée. Cet état du cœur permettait la séparation facile des fibres musculaires. Il y avait dans le péricarde une petite quantité de sérosité sanguinolente. Je n'ai pu découvrir aucune communication de ce foyer sanguin ni avec l'intérieur, ni avec l'extérieur du cœur. Le ventricule droit participait à la fragilité du ventricule gauche.

IIe **FAIT.** — *Anat. path.*, liv. XXII, pl. III, fig. 1. — Femme de la Salpêtrière sur laquelle on n'a pu avoir de renseignements. Le sang infiltré dans l'épaisseur des parois avait suivi la direction des fibres musculaires, disposition qui donnait au tissu du cœur ainsi infiltré, quelque analogie d'aspect avec le bois de palissandre. A la pointe du cœur et au voisinage, j'ai été frappé par une coloration jaune qui tranchait et avec la couleur des foyers sanguins et avec la teinte naturelle du cœur. Cette coloration jaune de bois s'alliait à une grande fragilité. Il me paraît raisonnable d'admettre que cette coloration avec fragilité qui ne pouvait en aucune manière être rapportée à une transformation graisseuse, est liée à la présence de foyers apoplectiques dans l'épaisseur du cœur.

M. Cruveilhier dit même qu'il eut une discussion à soutenir contre un médecin qui regardait l'affection du cœur comme graisseuse. Cependant, les caractères qu'il décrit et l'examen de la figure qui accompagne la description donnent à penser que c'était bien là une dégénérescence graisseuse.

Dans le fait suivant, le foyer apoplectique se serait ouvert dans le péricarde.

IIIe **FAIT.** — *Anat. path.*, liv. III, pl. I, fig. 1. — Il s'agit d'une femme de 60 ans, qui présentait depuis plusieurs années les signes d'une hypertrophie avec dilatation du cœur. Elle succomba à la manière des individus atteints d'affections cardiaques.

A l'*autopsie*, on trouva dans le péricarde des caillots de sang entourant le cœur et en outre du sang liquide. La couche de sang enlevée, on vit sur la face antérieure du cœur, au niveau du ventricule gauche, plusieurs ecchymoses noirâtres, ou plutôt plusieurs petits foyers de sang, oblongs pour la plupart, placés immédiatement sous le feuillet séreux du péricarde qu'ils soulevaient. L'un d'eux présentait une perforation ou déchirure qui était évidemment la source de l'hémorrhagie du péricarde; un stylet enfoncé dans cette ouverture pénétra facilement dans la cavité du ventricule gauche : ce qui put faire penser que le sang épanché provenait de la cavité même de ce ventricule. Mais l'examen attentif de ses parois m'a convaincu que le stylet avait traversé la couche mince qui formait le fond du foyer sanguin. Le ventricule gauche était à la fois dilaté et hypertrophié. L'orifice auriculo-ventriculaire était un peu rétréci, mais l'orifice aortique excessivement étroit était en grande partie obstrué par des concrétions phosphatiques irrégulières.

Dans un quatrième fait enfin, il y a eu communication de l'intérieur du foyer avec le cœur.

IVe FAIT. — *Anat. path.*, liv. XXII, page 4.—Sur une vieille femme de la Salpêtrière, à cœur petit, nous avons trouvé une poche sanguine située au niveau de la base du ventricule gauche, un peu en arrière du bord gauche du cœur. Cette poche, qui pouvait admettre une petite noix, contenait avec un caillot sanguin décoloré et condensé qui occupait la partie supérieure de la cavité, un caillot sanguin ordinaire. La poche communiquait avec la cavité du cœur par un orifice très-étroit. Il est évident qu'une apoplexie du cœur a précédé la formation de cette poche.

Je rapporterai enfin un cas du Dr Quain (1), dans lequel l'apoplexie s'est faite dans les parois du ventricule droit, ce que M. Cruveilhier dit n'avoir jamais été observé.

Ve FAIT. — Observation du Dr Quain. — Un tailleur, âgé de 47 ans, d'une vie assez régulière, se plaignait depuis quelques années d'une douleur à la région du cœur. Un soir, étant plus mal que de coutume, il alla consulter un chirurgien qui lui donna un peu d'éther, dans la pensée qu'il avait une angine de poitrine. Il retourna chez lui et se trouva mieux, mais le lendemain matin il était mort.

A l'*autopsie*, dépôt considérable de graisse à la surface du cœur. Dégénérescence graisseuse des deux ventricules, mais surtout de la partie supérieure du ventricule droit. Effusion de sang dans le tissu dégénéré: Ossification et rétrécissement de l'artère coronaire droite.

Je ne cite que pour mémoire un fait rapporté dans la thèse de Rousset (2), comme apoplexie du cœur; il manque de détails suffisants. De plus, les foyers trouvés dans les parois du cœur étaient des foyers de ramollissement purulent et non des apoplexies.

Ce sont là les seuls exemples d'apoplexie cardiaque que j'aie

____

(1) On *Fatty diseases of the heart.* Med. chir. *Transact.*, 2e série, vol. XV.
2) Thèses de Paris, 1827, n° 70.

pu rassembler. Je ne parlerai pas des infiltrations sanguines qu'on trouve souvent dans le voisinage des ruptures du cœur, car rien ne peut dire si elles ont précédé ou suivi la déchirure des fibres ; je regarde même cette dernière opinion comme plus probable.

Quelles sont les causes de ces épanchements sanguins ? M. Cruveilhier s'explique peu sur cette question , mais il rejette la dégénérescence graisseuse. Or il me semble que, dans tous les faits que je viens de citer, c'est la seule cause qui puisse être invoquée ; dans tous, le tissu musculaire était mou, friable et d'une couleur jaunâtre. Je ne sache pas d'autre affection du cœur à laquelle on puisse appliquer ces caractères.

Peut-être faudrait-il ranger à côté de cette affection les *infarctus du cœur* produits par des oblitérations des coronaires. Des exemples remarquables de cette altération ont été déjà signalés. M. Vulpian (1) a publié l'année dernière une observation avec ce titre :

Ramollissement cérébral ancien et récent ; aphasie ; caillot ancien dans l'auricule gauche ; *infarctus de la paroi du ventricule gauche coïncidant avec l'existence d'un caillot ancien dans l'une des artères coronaires ; rupture de cet infarctus dans la cavité du ventricule et dans celle du péricarde.*

Mais je ne puis que signaler cette analogie, ces faits étant trop peu nombreux et la question des infarctus étant encore à l'étude.

Quoi qu'il en soit, un seul de ces faits, le quatrième, semble démontrer la conversion d'un foyer apoplectique en un anévrysme. Mais est-on bien en droit de conclure, de ce qu'on a trouvé du sang dans l'intérieur de la poche, qu'il s'agissait là d'une apoplexie ? Ce sang était en partie transformé en un caillot fibrineux décoloré ; ce n'est point ainsi que se comportent en général les caillots abandonnés dans l'épaisseur des tissus. N'est-il pas plus probable que le sang a pénétré de l'intérieur du cœur dans une poche préexistante et dont la description incomplète empêche de préciser la nature ? La formation d'un anévrysme par une apoplexie du cœur ne me semble donc pas établie sur des faits suffisants.

(1) *L'Union médic.*, 1866, p. 417.

CHAPITRE III.

ANÉVRYSMES SUCCÉDANT A DES KYSTES.

On sait que sur le système artériel périphérique les kystes hydatiques sont une cause d'anévrysme, et que chez les animaux, chez les chevaux en particulier, cette cause est fréquente.

En est-il ainsi de l'organe central de la circulation? C'est ce que les faits ne paraissent pas démontrer.

Il y a longtemps déjà que les kystes du cœur ont été s.gnalés. Morgagni (1) en avait rapporté un exemple. Griesinger (2) en a pu recueillir quinze cas, et aujourd'hui il en existe peut-être une trentaine. C'est, comme on le voit, un nombre bien faible pour une affection qui envahit si fréquemment d'autres organes, ce qui prouve bien que les parasites, ainsi qu'on l'a dit, respectent le cœur.

De tous ces kystes, aucun n'a donné lieu à la formation d'un anévrysme, et l'on en comprend aisément la raison. Rarement, en effet, ils s'ouvrent à l'intérieur. Sur les 15 cas rassemblés par Griesinger, 3 fois seulement la rupture a eu lieu dans les cavités cardiaques, et dans ces 3 cas la mort a été subite.

Dans tous les autres faits terminés de la sorte, il en a été de même, et dans aucun la vie ne s'est prolongée assez longtemps pour permettre la formation d'une poche anévrysmale.

Je vais rapporter comme exemple de ces kystes développés dans les parois du cœur et rompus dans ses cavités le fait suivant emprunté à un journal anglais (observation du Dr Henderson ; *Med. Times and Gazette*, 12 mai 1860).

Le Dr Willks a montré un cas d'hydatide du cœur; il tenait la pièce du Dr Henderson de Deptford, qui avait été requis par le coroner pour faire l'autopsie d'une fille de 19 ans morte subitement. Elle avait toujours joui d'une bonne santé et ne s'était jamais plainte d'essoufflement, de dyspnée ni d'aucun autre symptôme, quand une nuit, après un copieux souper, elle expira soudain.

(1) Épist. xxi, § 4.
(2) *Archiv für physiol. Heilkunde*, 1846.

Pas d'altération dans la tête, les poumons, ni ailleurs, excepté au cœur, dans lequel on découvrit un kyste hydatique, du volume d'une bille de billard, logé dans le ventricule gauche. Il était rempli d'un liquide peu coloré, et l'intérieur montrait au microscope une quantité d'échinocoques. Le sommet du cœur avait une structure dure, cartilagineuse dans l'étendue d'une demi-couronne : elle s'étendait à presque toute l'épaisseur de la paroi qui présentait à l'intérieur une dépression en forme de coupe. C'était en ce point évidemment que l'hydatide avait séjourné quelque temps, et dont elle s'était ensuite détachée pour aller obstruer un des orifices du ventricule et l'empêcher de fonctionner.

CHAPITRE IV.

ANÉVRYSMES PAR TRAUMATISME.

Les plaies du cœur peuvent-elles guérir et peuvent-elles, par suite, amener la formation d'un anévrysme ? Il faut répondre d'abord à la première question : or la guérison des plaies du cœur est aujourd'hui un fait parfaitement démontré.

Lorsque surtout la plaie n'est pas pénétrante, c'est-à-dire n'arrive pas jusqu'aux cavités de l'organe, la cicatrisation peut avoir lieu. On raconte même que des corps étrangers, tels que des balles, ont pu séjourner dans l'épaisseur des parois ventriculaires (1); on en a trouvé chez des cerfs, des sangliers, et un cas a même été observé chez l'homme par M. Latour, d'Orléans. Dans ce fait extraordinaire, la balle était enchatonnée dans le ventricule droit, près de la pointe (2).

Les plaies pénétrantes, pourvu qu'elles aient une certaine étroitesse et que leur trajet soit oblique, peuvent aussi permettre au blessé de survivre plus ou moins longtemps. On rapporte des exemples dans lesquels la vie s'est prolongée du vingt-troi-

____

(1) Ollivier, d'Angers. Article *Cœur*, Dictionn. en 30 vol.

(2) Latour, *Histoire philosoph. et médic. des causes des hémorrhagies*, t. I, p. 75.

sième jour (Fantoni, de Roy) au vingt-huitième (Caillot). La gué
rison peut même être définitive, témoin le fait raconté par Bru-
gnoli d'un cordonnier qui mourut en 1855, et qui, vingt ans
avant, avait reçu un coup de couteau dont on trouva la cicatrice
sur les parois du cœur (1).

Dans tous les cas, on comprend facilement qu'une cicatrice
fibreuse puisse s'établir et que la paroi du cœur, affaiblie en ce
point, finisse par céder peu à peu et se laisse distendre en une
poche anévrysmatique. Mais ce ne serait, il faut l'avouer, qu'une
pure hypothèse, si aucun fait ne venait à l'appui de cette suppo-
sition. Les faits de ce genre sont des plus rares, il est vrai ; mais
le suivant, qui est fort curieux et peut-être unique, suffit pour
démontrer que la chose est possible. Il est dû au Dr G. Mühlig
et extrait de la *Gazette médicale d'Orient* (2).

Obs. XXVI. — *Cas de blessure pénétrante du cœur suivie de guérison;
anévrysme consécutif.* — Un maçon originaire de Naples, ayant reçu dix
ans auparavant un coup de stylet dans la région thoracique antérieure
gauche, se présenta à l'hôpital français de Constantinople avec une forte
dyspnée, de l'œdème des bourses et des extrémités inférieures. Un souffle
remplaçait les deux bruits du cœur. Des scarifications rendues nécessaires
par l'œdème amenèrent la gangrène et la mort.

Autopsie. Au-dessous de l'insertion du quatrième cartilage costal se
trouve une petite cicatrice oblique, longue de 1 millimètre. Elle est également visible à la face interne des parois thoraciques. Le poumon gauche
adhère au péricarde, et celui-ci au cœur. Du côté du ventricule droit, on
sent à travers le péricarde un corps dur; le cœur a le volume des deux
poings ; l'hypertrophie porte surtout sur le ventricule gauche ; le ventricule droit présente à sa face interne une ouverture arrondie, laissant pénétrer l'extrémité du petit doigt et conduisant dans un sac anévrysmatique du
volume d'une noix, formé aux dépens des deux feuillets du péricarde.
Cette tumeur, située à la réunion des deux tiers supérieurs avec le tiers
inférieur, contient des coagulums fibrineux durs, incrustés de sels, qui
donnent la sensation indiquée plus haut.

Vis-à-vis de l'ouverture du sac anévrysmal se trouve dans la cloison
interventriculaire une perte de substance, dont les bords sont garnis de
fausses membranes et pouvant admettre l'extrémité du petit doigt. Les
valvules aortiques sont garnies de végétations en choux-fleurs, et leur
face interne présente une division manifeste ; l'aorte est athéromateuse.
C'est sans doute là le premier exemple d'anévrysme faux partiel du cœur.

(1) *Schmidt's Jahrbücher*, 1853.
(2) *Gazette méd. d'Orient*, 1860. *Prager Vierteljahrsschrift*, Bd. I, 1862, S. 40,
traduit par Spielmann. *Gazette de Strasbourg*, 1862, n° 4, p. 65.

Pelvet.   9

ARTICLE V

ANÉVRYSME DES OREILLETTES.

Sous le nom d'*anévrysmes des oreillettes*, on a décrit des altérations fort différentes et qu'il importe de distinguer, la plupart ne méritant pas ce nom. Il faut en écarter d'abord les dilatations de toute la cavité, dilatations si fréquentes dans l'oreillette droite et qui résultent le plus ordinairement d'un obstacle mécanique à la circulation. Tels sont les faits de Borrichius, Dionis, Penada, Hodgson, Ellioston, Hope, Stanley, etc. (1).

Il en est d'autres qui se rapprocheraient plus de la nature de l'anévrysme, mais qui en diffèrent cependant sous certains rapports : ce sont les cas dans lesquels des caillots fibrineux, plus ou moins denses, remplissaient la cavité de l'oreillette et avaient amené consécutivement une dégénérescence fibreuse et même calcaire de la paroi correspondante.

Deux cas de ce genre ont été signalés, l'un par Allan Burns, l'autre par Abernethey; mais ces faits sont trop incomplètement décrits et n'ont pas été assez étudiés pour qu'on puisse se former une opinion positive sur leur nature. La question des caillots des oreillettes est du reste un sujet à refaire entièrement et pour lequel les observations antérieures ne peuvent être que d'un faible secours.

Faut-il regarder comme des anévrysmes les diverticules formés aux dépens des appendices auriculaires dilatés, et dans lesquels des caillots fibrineux viennent à la longue se déposer? Ces poches ne méritent pas rigoureusement ce nom; mais elles ressemblent tellement aux anévrysmes qu'on peut sans inconvénient les en rapprocher. J'en rapporte plus loin un exemple dû au Dr Peacock. (Voir obs. XXX.)

Après avoir éliminé ces trois sortes de faits, il ne nous en reste plus qu'un très-petit nombre qu'on puisse comparer aux ané-

____

(1) Voir le mémoire de Thurnam, *loc. cit.*

vrysmes ordinaires. L'anévrysme en sac est, en effet, très-rare, au dire de Thurnam et de Bellingham (1). En effet, je n'ai pu en recueillir que trois exemples : ceux de Chassaignac, Howitt et Fenwick, tous les trois occupant l'oreillette gauche.

Quel est le mécanisme de leur production ?

On pourrait, à cet égard, émettre des hypothèses, mais elles n'auraient pas grande valeur en l'absence de faits pour les appuyer. On remarquera cependant que, dans l'un de ces faits, (obs. XXVIII), il s'agissait d'un abcès ouvert dans l'oreillette, et dans les deux autres, d'une transformation fibreuse. Mais le mieux est de rapporter ces faits au lieu de les commenter.

Obs. XXVII.—Chassaignac (*Bulletin Soc. anat.*, 1836, p. 11).—M. Chassaignac, au nom de M. Michon, montre un cas de tumeur de l'oreillette gauche du cœur, du volume à peu près d'un œuf de poule, formé par la membrane interne de cette cavité. Les fibres musculaires s'avancent sur la base de la tumeur, mais ne tardent pas à disparaître, de sorte qu'il est à croire qu'elles ont été rompues par les progrès de la tumeur. Celle-ci, qui s'ouvrait dans la cavité de l'oreillette par une ouverture rétrécie, contenait des caillots décolorés très-fermes. Dans l'oreillette existait du sang à demi coagulé.

Obs. XXVIII. — (T. Howitt, *The Lancet*, juin 1846.)—Un jeune garçon de 8 ans entre à l'hôpital le 18 novembre 1833, se plaignant d'une douleur vive et profonde dans le centre du mollet de la jambe droite. Cette douleur avait commencé subitement douze heures auparavant, sans cause connue ; ni gonflement, ni rougeur, ni traces d'inflammation. Pouls, 110. Les autres fonctions sont en bon état. Le 21, l'enfant tomba dans le coma, et le 24, il succomba après quelques convulsions.

Autopsie. Rien dans la jambe.

Péricarde considérablement distendu ; il s'en écoule, à l'incision, une pinte d'un liquide grumuleux et purulent dans lequel nagent des flocons caillebotés ; toute la surface interne de la membrane séreuse était tapissée par une couche de matière caséeuse. En examinant la surface externe du cœur avec plus d'attention, on découvrit une saillie arrondie, située au point de réunion de l'oreillette et du ventricule droits, au niveau de laquelle la coloration était plus foncée ; incisée, cette tumeur laissa écouler environ une cuillerée de pus de mauvaise nature, mêlé de quelques grumeaux. Ce petit abcès communiquait par une ouverture étroite et déchiquetée avec l'oreillette droite qui renfermait un mélange de pus et de sang ; il ne communiquait pas encore avec la cavité du péricarde. La tête ne fut pas examinée. Tous les ganglions mésentériques étaient très-développés ;

(1) *Treatise of diseases of the heart;* Dublin, 1857.

quelques-uns renfermaient de la matière caséiforme ; quant aux autres organes abdominaux, ils étaient parfaitement sains.

Obs. XXIX. — (Samuel Fenwick, *Lancet*, 1846, p. 94.) — Un ouvrier âgé de 40 ans se plaignait depuis très-longtemps de toux avec expectoration, lorsqu'un jour, en soulevant un sac de malt très-pesant, il ressentit tout à coup une douleur dans le côté et fut pris de défaillance. Quelques mois plus tard, toux, dyspnée, anasarque, cyanose. A la percussion, matité exagérée et irrégulière de la région précordiale. Les bruits du cœur étaient affaiblis, et le premier était accompagné vers la pointe d'un bruit de souffle perceptible dans l'étendue d'une pièce de 5 shellings. La faiblesse du malade augmentant, ce murmure perdit son caractère, de sorte que peu de temps avant la mort, c'était un son continu plus clair pendant la systole. On pensa à une rupture de quelque partie interne, et comme le bruit s'entendait au sommet du cœur, on crut qu'elle siégeait en ce point.

Autopsie. Je ne pus malheureusement y assister, mais j'appris de M. Stephens, qui avait soigné le malade dans les derniers temps de sa vie, les particularités suivantes : le péricarde était sain, le cœur dilaté, les valvules saines. Il y avait sur la paroi de l'oreillette gauche une tumeur saillante du volume d'une petite orange. Après l'avoir incisée, on vit qu'elle communiquait avec la cavité de l'oreillette et qu'elle était presque complétement remplie de coagulum fibrineux, analogue à ceux qu'on trouve habituellement dans les anévrysmes artériels.

Obs. XXX.—(B. Peacock, *Edinburgh med. and surg. Journal*, oct. 1846, et *Arch. de méd.*, 1847, p. 90.)—Un homme de 36 ans était atteint depuis trois ans d'une maladie du cœur, caractérisée par des douleurs à la région précordiale, de la dypsnée, de la toux avec expectoration teinte de sang et parfois même des hémoptysies.

Dans les derniers temps de sa vie, les douleurs précordiales avaient pris un caractère aigu et lancinant. Dix-huit mois avant sa mort, il avait été frappé de paralysie du côté gauche du corps. Les symptômes observés pendant la vie étaient les suivants : matité considérable à la percussion ; bruit de râpe systolique, dont le maximum était à 2 pouces au-dessous et à gauche de la mamelle ; le pouls était faible, petit, irrégulier.

A l'autopsie, on trouve, indépendamment d'une infiltration séreuse dans le tissu cellulaire sous-arachnoïdien, avec épanchement de même nature dans les plèvres, dans le péricarde et le péritoine, un ramollissement des couches les plus externes des corps striés et optique du côté droit, ainsi que du lobe droit du cervelet ; le cœur pesait 17 onces et demie ; ses cavités droites étaient dilatées, et la paroi du ventricule correspondant fortement épaissie ; valvules saines. Hypertrophie avec dilatation du ventricule gauche ; valvules aortiques rugueuses et presque cartilagineuses, mais sans insuffisance ; l'orifice auriculo-ventriculaire gauche est réduit à une simple fente de un demi-pouce de diamètre ; les bords de cette ou-

verture et les parois des valvules sont considérablement épaissis et rigides; les cordons tendineux indurés et raccourcis; les colonnes charnues hypertrophiées; l'oreillette gauche épaissie et dilatée; l'endocarde
qui la tapisse, épais et opaque.

L'appendice de cette cavité était notablement dilaté et formait une tumeur oblongue de 2 pouces et demi de longueur sur 1 pouce 10 lignes de
profondeur; elle était séparée par une cloison distincte du reste de l'o-
reillette et faisait saillie au devant de la base du cœur; les parois de cette
tumeur étaient formées d'un tissu fibreux, blanchâtre et dense, qui ne
conservait que très-faiblement l'apparence musculaire; la membrane interne était fortement épaissie.

Cette tumeur était remplie par des caillots solides, décolorés et lamelleux. L'ouverture par laquelle l'appendice communiquait avec le sinus de
l'oreillette, avait perdu notablement de son diamètre; elle n'avait plus
qu'un demi-pouce, et était complétement fermée par un caillot fibrineux
solide.

ARTICLE VI.

ANÉVRYSME DES ARTÈRES CORONAIRES.

C'est purement à titre de curiosité anatomique que je parlerai des anévrysmes des artères coronaires. Les exemples en sont si peu nombreux, que les auteurs n'en font point mention. Aussi m'a-t-il paru intéressant de réunir le peu de faits que j'ai trouvés dans divers recueils.

Dans la plupart des cas, l'anévrysme semble avoir succédé à une dégénérescence athéromateuse des parois du vaisseau ou à une endartérite. La péricardite ne doit pas être non plus sans influence sur sa production. La rupture semble en être la terminaison la plus fréquente; elle est suivie d'un épanchement de sang considérable dans le péricarde qui pourrait faire croire, au premier abord, à une rupture du cœur.

Le développement de ces anévrysmes doit entraver singulièrement la nutrition du cœur, la circulation étant plus ou moins empêchée par la formation des caillots dans son intérieur.

Voici, du reste, les cinq cas que j'ai pu recueillir et qui en apprendront plus à ce sujet qu'une description (1) :

Obs. XXXI. — Peste. — *Archives générales de médecine*, 1843, p. 472. — *Anévrysme de l'artère coronaire.*—Un corroyeur, âgé de 77 ans, mourut subitement, le 17 juin 1843, dans le service de M. Rochoux.

Il était habituellement d'une bonne santé et n'avait jamais fait d'excès.

Vingt-huit mois auparavant, il avait eu une attaque d'apoplexie avec paralysie du côté gauche. Depuis huit mois, il était à Bicêtre.

Le 15 juin, après un repas copieux, il eut deux ou trois vomissements, fut pris de malaise, d'oppression et de douleur précordiale.

Le 19. Mort subite.

Embonpoint notable ; le péricarde est distendu par un caillot de une pa-

(1) C'est à tort que le Dr Bellingham (*Treatise of diseases of the heart*) a cité le cas de Tufnell (*Dublin med. Press*, 1850, p. 321) comme un anévrysme des artères coronaires. Il s'agissait d'un anévrysme de la paroi du cœur, accompagné d'une varice de la *veine coronaire* qui s'était rompue.

lette et demie qui enveloppe le cœur. À la partie antérieure et moyenne du ventricule gauche existait une rupture d'environ 14 millimètres, bifide inférieurement, dirigée de haut en bas et de gauche à droite à bords inégaux, comme ceux d'un morceau de drap déchiré; alentour, fausse membrane assez mince, ne se prolongeant qu'à peu de distance. Le cœur était recouvert d'une couche de graisse assez épaisse, surtout à la base; là on voyait, à peu de distance de l'origine de l'artère coronaire gauche, du sang épanché paraissant avoir la texture de la graisse et se dirigeant à droite dans l'espace de 2 centimètres (*sic*). En recherchant d'où provenait ce sang, on mit à nu l'artère coronaire, et on arriva à une dilatation anévrysmale de cette artère, au point où elle se divise en plusieurs branches. Du reste, l'artère dans tout son trajet était dilatée et avait au moins le volume de la brachiale. L'anévrysme avait le volume d'une grosse noisette et présentait à sa partie inférieure une ouverture d'où le sang s'était épanché. Les bords de l'orifice étaient extrêmement minces; on voyait que l'usure avait eu lieu peu à peu. L'intérieur de l'anévrysme offrait des caillots de sang, et l'on sentait çà et là quelques paillettes osseuses; les caillots étaient fibrineux. En dehors était du sang infiltré en caillots jusqu'auprès de l'orifice par lequel il s'était fait jour dans le péricarde. Quelques ossifications existaient dans le reste de l'artère coronaire. Celle du côté droit avait son volume normal. La rupture pénétrait dans le ventricule; l'orifice existait entre deux colonnes charnues; tissu du cœur sain; valvules, id.; aorte présentant des dépôts osseux. Foyer apoplectique à la surface du corps strié droit.

OBS. XXXII. — *Anévrysmes des artères coronaires.* (Dr Bristowe, *Trans. Path. Soc.*, 1856, et *Medical Times*, 1856, t. I, p. 526.) — Ces anévrysmes se présentaient sous forme de petites poches isolées, du volume d'un pois à celui d'une vesce; les portions dilatées de l'artère avaient une épaisseur d'au moins un quart de pouce, et leur longueur était d'un demi à 2 pouces. Les parois des anévrysmes étaient épaissies, denses, fibreuses, comme on les rencontre habituellement dans les anévrysmes, et elles contrastaient, sous ce rapport, d'une façon remarquable avec les portions saines du vaisseau. Plusieurs des anévrysmes étaient remplis de caillots durs et d'une couleur jaunâtre. Les coronaires ne paraissaient pas être le siége d'un dépôt athéromateux. Le cœur était dilaté; ses valvules et son tissu étaient sains. Il en était de même des autres artères du corps. Il y avait une hémorrhagie récente dans la substance des reins.

Cette pièce venait d'un marin de 22 ans, qui était entré pour se faire soigner d'une fièvre. Il n'avait présenté aucun signe d'affection cardiaque.

OBS. XXXIII. — *Anévrysme de l'artère coronaire gauche.* (Peacock, *Trans. Soc. Path.*, vol. I, p. 227, 1847-48.) — Cette pièce fut prise sur le cadavre d'un homme de 51 ans, qui mourut dans le Royal Free Hospital, le 12 novembre 1847.

On ne put avoir de renseignements sur sa santé antérieure. On nous rapporta cependant que cet homme était boucher au marché de Leadenhall, et que, bien que d'assez pauvre apparence, il avait coutume de se vanter des poids qu'il pouvait soulever. Il n'avait jamais eu de rhumatismes; mais il était assez intempérant.

La maladie à laquelle il succomba dura environ 1 mois; mais quelque temps auparavant, il souffrait déjà de douleurs rhumatismales, de toux et d'oppression. Pendant les dix jours qu'il passa à l'hôpital, il se plaignit de symptômes de bronchite, et fut dans un tel état de prostration qu'il était incapable de se mouvoir dans son lit. Il n'y avait pas positivement gêne de la respiration, ni cyanose; il était constamment couché sur le dos. — Il avait seulement une petite toux et expectorait quelques crachats muco-purulents. Le pouls n'était pas très-accéléré, mais faible et inégal. Il n'y avait pas augmentation de la matité précordiale; mais les bruits du cœur étaient presque complétement masqués par des râles sonores et muqueux. On n'eut aucun soupçon d'une maladie cardiaque, bien qu'on l'eût examiné à plusieurs reprises. La veille de sa mort seulement, il se plaignit d'une douleur à la région précordiale, et on entendit un bruit particulier, comme un battement accompagnant le choc du cœur, et distinct des bruits cardiaques ordinaires; il était très-fort le long du sternum et vers le côté gauche. Le lendemain matin, peu d'heures avant sa mort, on ne constata aucun autre signe, si ce n'est une extrême faiblesse des deux bruits du cœur.

A l'autopsie, le cerveau, quoique assez petit, était sain; mais l'arachnoïde était épaisse, opaque, et adhérait par places à la pie-mère; un peu de liquide dans les ventricules; quantité considérable à la base. Les deux poumons, mais surtout le droit, étaient emphysémateux à leur partie antérieure, et passaient devant le péricarde. A leur partie postérieure, ils étaient engorgés et très-peu crépitants. Les bronches contenaient une sécrétion abondante, et la muqueuse était fortement congestionnée surtout dans les petites bronches.

Le péricarde était distendu par un fluide séro-purulent jaune pâle, et une couche de lymphe molle recouvrait les surfaces séreuses. Sur les oreillettes, l'exsudat était très-mince; mais à la surface des ventricules, il était plus épais et lamelleux; le tissu cellulaire sous-séreux était infiltré de pus et de sérum, de manière à former par places une pulpe diffluente.

A la base du ventricule gauche, il existait à l'extérieur une protubérance du volume d'un œuf de pigeon à peu près, recouverte par une couche de lymphe molle, et au-dessous par une membrane mince de date plus ancienne. En incisant les parois du ventricule, de manière à diviser cette tumeur par le centre, on vit qu'elle était formée par une dilatation anévrysmatique de l'artère coronaire gauche. Cet anévrysme naissait de la branche antérieure du vaisseau à une distance de 13 lignes (mesure franç.) de son origine, et 10 lignes de son point de division en branches antérieure et gauche. Elle était de forme presque sphérique et d'un diamètre de 8 lignes 1/2. Le sac était enclavé dans la substance du ventricule, et contenait des caillots lamelleux en partie décolorés, et si intimement adhérents à la membrane interne qu'on ne pouvait les séparer. La portion de l'artère comprise entre le sinus de Valsalva et l'anévrysme était un peu dilatée et convertie en un cylindre complétement osseux; mais elle était entièrement perméable, du moins assez pour laisser pénétrer un stylet jusque dans l'anévrysme qui naissait de sa face antérieure. Au-dessous du sac anévrysmal, l'artère était moins ossifiée, et un stylet pouvait pénétrer jusqu'à l'anévrysme; mais alors, il était arrêté probablement par la courbure que le vaisseau avait subie sous la pression du sac. L'artère coronaire droite était assez large; ses tuniques étaient ossifiées. Le cœur pesait 13 onces; sa substance était très-molle. Le ventricule droit était recouvert par une mince couche de graisse; sa cavité était large et ses parois plus épaisses que d'habitude. Les parois du ventricule gauche étaient amincies et sa cavité dilatée, surtout vers le sommet où existait un caillot décoloré, en partie adhérent. Les valvules mitrale at aortique étaient légèrement épaissies et opaques. L'aorte était épaisse, sa membrane interne était d'un rouge foncé et recouverte par places d'une couche mince. Quelques dépôts athéromateux le long de l'aorte, et surtout à l'origine des coronaires. Foie volumineux, granuleux et induré. Rate grosse, nodules cartilagineux à sa surfaee, reins congestionnés, mais sains.

Obs. XXXIV et XXXV. — Extrait du *New-York Journal of Medec.*, et *Dublin. Med. press.*, 1860. Traduit dans la *Gazette hebdomadaire*, 1860, p. 765.

Il existe au Musée de l'hôpital de New-York une pièce où l'artère coronaire est dilatée en un anévrysme du volume d'une noisette; l'anévrysme avait fini par se rompre dans le péricarde. La femme sur laquelle cette pièce avait été recueillie était morte subitement pendant qu'elle faisait sa toilette.

M. Wood a vu un fait tout à fait semblable; l'anévrysme, du volume d'une noisette, se rompit pendant que le malade se livrait au coït; il mourut subitement. Dans ce cas, l'aorte et l'artère coronaire étaient envahies par l'altération athéromateuse.

SECONDE PARTIE

CLINIQUE.

La symptomatologie des affections cardiaques, malgré les progrès rapides que lui ont fait faire les grands travaux de Corvisart, Laënnec et Bouillaud, n'a point atteint cependant le degré de précision qu'on espérait tout d'abord et auquel beaucoup la croient parvenue aujourd'hui L'observation, exclusivement portée depuis quelques années sur les altérations des orifices est arrivée, il est vrai, à limiter jusqu'à un certain point leur siége ; mais les résultats obtenus sous ce rapport n'ont point, il faut le dire, ce caractère de certitude qu'on veut bien leur attribuer, et chaque jour l'examen cadavérique vient démentir les prévisions de la clinique la plus habile. Il ne faut donc pas s'étonner si des lésions aussi rares que les anévrysmes du cœur ont passé jusqu'à ce jour inaperçues et si leur symptomatologie est aussi peu avancée.

Il y a tout d'abord une division à établir dans la forme et la marche de ces affections, division qui nous est déjà indiquée par leur développement anatomique. Les unes, en effet, ont une évolution rapide et sont la conséquence d'une inflammation aiguë ; les autres, au contraire, se forment à la longue et succèdent à des transformations lentes du tissu du cœur.

ARTICLE PREMIER.

ANÉVRYSME A MARCHE AIGUE.

SYMPTÔMES.

L'histoire symptomatique de cette forme de l'anévrysme du cœur se confond presque entièrement avec celle de l'endocardite dont elle n'est qu'un accident. Toutefois, il faut chercher s'il n'y a pas des caractères particuliers qui puissent, dans le cours d'une endocardite, faire soupçonner la formation d'un anévrysme. A ce point de vue, je dois rappeler d'abord es symptômes propres à cette maladie et chercher ensuite s'il n'y en a pas qui puissent s'appliquer plus spécialement aux anévrysmes des valvules ou de la cloison.

Il est rare que le début de l'affection soit lent et insidieux. La plupart du temps, un frisson initial annonce l'invasion des accidents. Ce frisson est suivi bientôt d'une fièvre intense, à redoublements marqués et dont les accès peuvent se répéter plusieurs fois dans les vingt-quatre heures. Mais un des phénomènes qui frappe le plus à cette période comme plus tard et qui fait présager dès l'abord une affection grave, c'est l'abattement, la prostration du malade. Sa figure est pâle et couverte de sueur, son expression inquiète et anxieuse, sa respiration oppressée; il ne soulève ses membres qu'avec une pénible lenteur, comme un homme qui vient d'être roué de coups. Parfois, dès ce moment, une douleur précordiale vive, déchirante, porte l'attention du côté du cœur. Souvent c'est un sentiment de gêne, de pesanteur, ou bien il semble au malade que son cœur est près d'éclater, comme chez cette jeune malade qui s'écriait dans un accès de douleur : « Oh mon cœur! je voudrais qu'il se rompît! » Mais ce n'est que plus tard, en général, que la douleur atteint cette violence, alors qu'il se forme des caillots ou des végétations volumineuses. Cette douleur s'accompagne, dès le début, de palpitations. Elles sont fréquentes, douloureuses et augmentent chaque fois que le malade fait un mouvement trop brusque. Alors peuvent survenir des lipothymies et des syncopes. L'œdème se montre même à cette période aiguë et peut envahir en peu de temps les tissus; parfois il se complique d'albuminurie.

Dans d'autres cas, l'oppression est le seul symptôme que le malade accuse et ces accidents cardiaques ne fixent pas d'abord l'attention. Il est alors assis sur son séant, les lèvres cyanosées, la figure livide, en proie à une vive anxiété et à une suffocation imminente.

L'ensemble de ces phénomènes se développe rapidement; quelques jours suffisent pour les produire; mais souvent tel est alors le facies de la maladie que l'on ne songe point à une affection cardiaque. En effet, tantôt les symptômes typhoïdes adynamiques prédominent: fièvre vive, prostration, céphalalgie, subdélirium, langue sèche, soif, ballonnement du ventre, taches ecchymotiques et sudamina; tantôt le malade est agité de frissons violents revenant par accès; sa peau prend une teinte ictérique; il semble atteint d'une de ces fièvres graves insidieuses comme certaines fièvres intermittentes, comme l'infection purulente; dans d'autres cas enfin il présente des symptômes cholériformes.

Alors qu'on ne connaissait que peu l'endocardite, on était loin de soupçonner que la source de ces accidents fût dans le cœur et il n'était pas l'objet d'un examen spécial. Mais quand on a su que cet état général n'était que l'effet d'une espèce d'intoxication du sang par les produits dégénérés de l'endocarde, l'attention éveillée s'est reportée sur l'organe central de la circulation pour y saisir les signes de l'altération primitive. Ces signes physiologiques, propres à l'appareil circulatoire, présentent-ils quelque particularité qui puisse faire reconnaître qu'un anévrysme se développe? C'est ce qu'il faut rechercher maintenant d'après l'analyse des faits, en interprétant la valeur de chacun des signes observés.

La matité de la région précordiale et la force de l'impulsion ne nous donnent pas de renseignements bien précis, elles dépendent souvent de l'existence ou de l'absence d'une péricardite et selon le cas, on les voit s'étendre ou se restreindre plus ou moins.

Un signe particulier a été signalé dans plusieurs cas, c'est un frémissement cataire, une espèce de bruissement perceptible à la main, et dont le siége est presque toujours entre la troisième

et la quatrième côte près du bord gauche du sternum. Ce frémissement, comme on le sait, se rencontre aussi dans le rétrécissement aortique et dans les anévrysmes de l'aorte. Il annonce que
le sang passe par leur orifice rétréci et rugueux : telle est sa
valeur séméiotique. Il fallait donc rechercher si dans les cas où
il a été observé, il n'existait pas en même temps une lésion de
l'orifice aortique. Or, dans les cinq observations, dans lesquelles
il en est fait mention (Corvisart, J. Pereira, Loschner, Leudet,
Oulmont), il est dit que les valvules étaient parfaitement saines
ou ne présentaient que de légères opacités; dans aucun cas il
n'y avait rétrécissement aortique. Il faut donc voir la cause de
ce frémissement dans l'anévrysme lui-même, c'est-à-dire dans le
passage du sang à travers son orifice étroit et souvent rugueux
et inégal.

L'auscultation du cœur fait presque toujours entendre des
bruits morbides qui présentent des caractères particuliers. Le
plus souvent on perçoit un bruit de souffle au premier temps. Ce
bruit est d'abord doux, voilé, profond; plus tard il devient rude
et passe au bruit de lime, de râpe, de scie. Cette transformation
du bruit s'explique aisément par l'état anatomique des valvules.
Au début l'endocarde est seulement tuméfié, épaissi, plus tard
il s'ulcère et devient rugueux. Souvent ce bruit se prolonge dans
les vaisseaux du cou, ce qui vient encore confirmer son origine
aortique. On a remarqué plusieurs fois qu'il se prolongeait pendant une partie du petit silence; cela indique seulement que le
ventricule a de la peine à se vider du sang qu'il contient, et que
par suite sa contraction dure plus longtemps; c'est encore un
signe de rétrécissement artériel.

A une période plus avancée, à ce premier bruit s'en ajoute un
deuxième qui occupe le second temps. Souvent on assiste à son
développement ainsi que cela est arrivé à MM. Vulpian et Charcot,
dans un cas fort intéressant d'endocardite ulcéreuse, publié en
1861 (1). Ce bruit de souffle prend dans ces conditions une valeur
séméiotique très-grande. Il annonce, en effet, une insuffisance
des valvules aortiques, et dans le cas présent il indique leur perforation ou leur destruction plus ou moins complète.

Le pouls atteint en général une grande fréquence; il n'a pas

____

(1) Charcot et Vulpian, *Gazett° méd. de Paris*, 1861, n° 28.

de caractères bien constants. Il peut être dicrote, intermittent, tantôt plein, fort, tantôt faible, presque filiforme. Un caractère qu'il présente plus fréquemment, c'est d'être bondissant, de vibrer sous le doigt qu'il soulève par saccades; ce signe se rencontre encore en dehors de toute insuffisance aortique.

Tel est l'ensemble des symptômes qu'on a observés chez la plupart des malades atteints d'anévrysme. La marche de ces accidents est essentiellement aiguë; ils parcourent leur évolution dans l'espace de quelques semaines et se terminent habituellement par la mort. Dans quelques cas rares cependant, le malade se rétablit et retourne à ses occupations, conservant toujours de la dyspnée, des palpitations, de l'œdème et des bruits de souffle. Mais en général cette guérison apparente dure peu. Les symptômes cardiaques augmentent progressivement, et plusieurs mois, tout au plus deux ou trois ans après, ils sont repris d'accidents graves auxquels ils finissent par succomber. On trouve alors à l'autopsie une altération qui n'est point aiguë et qui semble avoir eu une marche chronique; mais si l'on a interrogé soigneusement le malade, si on compare cette lésion à celles qui ont amené rapidement la mort, on voit qu'il s'agit là d'une altération primitivement aiguë qui s'est consolidée et guérie momentanément.

Recherchons maintenant parmi les signes que j'ai énumérés, s'il en est quelques-uns qui indiquent l'existence d'un anévrysme et qui en rendent le diagnostic possible.

Ici il faut établir une distinction entre les anévrysmes valvulaires et ceux de la cloison. Dans les premiers, on n'a jamais constaté d'autres signes que ceux du rétrécissement et de l'insuffisance : ce sont en effet les seules de leurs altérations qui puissent donner lieu à des symptômes appréciables; la cavité de la poche étant ici trop étroite pour produire des bruits spéciaux. Le développement d'un bruit de souffle au deuxième temps venant s'ajouter à celui du premier, pourrait sans doute faire naître l'idée d'un anévrysme valvulaire qui se serait ouvert; mais ce phénomène indique aussi bien une perforation simple de la valvule, ou une déchirure de ses bords. Du reste, cette distinction a peu d'importance.

Quant à l'anévrysme de la cloison, il semble qu'on devrait le reconnaître à des caractères bien tranchés, surtout lorsqu'en s'ouvrant il a amené la communication des deux cœurs. Il est un signe en effet qui passe pour être la conséquence obligée de cette disposition, je veux parler de la *cyanose*. Telle est du moins l'opinion de Corvisart, de Gintrac et de tous ceux qui voient dans le mélange des deux sangs la cause de cette coloration anormale. Mais aujourd'hui la majorité des auteurs, d'accord avec Ferrus et Louis, l'attribuent à une gêne de la respiration, et non à l'imperfection de l'hématose. Cette opinion trouve encore une confirmation dans le cas qui nous occupe. Sur 41 cas que j'ai recueillis, 17 fois l'anévrysme s'était ouvert dans le cœur droit; et dans ces 17 cas, 3 fois seulement on a noté une coloration cyanotique. On pourra peut-être objecter que le mélange des deux sangs n'avait pas lieu, l'ouverture étant oblitérée au moment de la systole ventriculaire. Mais, dans beaucoup de ces faits, l'orifice avait un contour fibreux, résistant, et devait par conséquent rester béant entre les deux ventricules.

Ce signe, sur lequel on aurait pu fonder d'abord l'espoir d'un diagnostic, est donc infidèle et ne présente pas plus de caractère que les précédents.

J'ai parlé du frémissement cataire qui se rapportait bien évidemment dans les cas signalés à l'entrée du sang dans la poche anévrysmale. Mais quel parti pourra-t-on en tirer ? Il indique aussi bien un rétrécissement aortique, et dans ce cas la distinction est tout à fait impossible.

Il faut donc conclure, après avoir passé en revue l'ensemble de ces faits, qu'il n'existe actuellement aucun signe qui puisse, dans le cours d'une endocardite, faire soupçonner le développement d'un anévrysme sur les valvules, ou la cloison. Cette lacune est regrettable, car le pronostic de la maladie reçoit de cette complication une gravité particulière qui influe sur sa marche, et que le médecin ne saurait prévoir.

ÉTIOLOGIE.

Les causes de l'anévrysme aigu sont celles de l'endocardite. Mais ici se présente une question d'un grand intérêt. Pourquoi certaines endocardites revêtent-elles une gravité toute particulière, et prennent-elles une forme telle qu'on en a fait une espèce à part, sous le nom d'*endocardite ulcéreuse?* Pour certains

auteurs, pour MM. Hardy et Béhier, l'ulcération et le ramollissement de l'endocarde sont la conséquence du mauvais état général de l'économie, au moment où se manifeste l'inflammation
de cette membrane. Je crois que cette raison est vraie, mais que
ce n'est pas là la cause immédiate des accidents. L'endocardite
est plus intense, parce qu'elle se développe chez un sujet faible;
mais la gravité des accidents vient de l'intensité même des altérations. Il n'y a rien de spécifique dans la forme de ces accidents; leur gravité dépend de l'étendue et de la profondeur des
altérations cardiaques, quelle que soit la cause générale sous
l'influence de laquelle elles se sont produites.

Parmi ces causes, le *rhumatisme* occupe le premier rang. Son
action a été notée 8 fois. Tantôt c'était dans le cours de la première
attaque que la maladie se produisait; tantôt, elle s'était développée pendant une attaque antérieure. Cette cause est probablement beaucoup plus fréquente; mais, par malheur, les antécédents des malades sont en général pris d'une façon incomplète
ou même passés sous silence.

Après le rhumatisme, c'est la *puerpéralité* qui a le plus d'influence sur le développement de ces affections. Dans le relevé
de mes anévrysmes, je la trouve signalée dans 4 cas. On sait
aujourd'hui, grâce aux observations de Virchow (1), Delotz (2),
Simpson (3), que l'état puerpéral a une influence non douteuse
sur la production des lésions cardiaques; cette cause, peu connue, est pourtant fréquente en dehors du rhumatisme, et semble
parfaitement démontrée. Il n'en est pas de même de son mécanisme. On a voulu l'expliquer par la formation de l'acide lac-
tique dans le sang; mais cette opinion est rejetée aujourd'hui
par la plupart des auteurs. Quoi qu'il en soit, l'action de cette
cause reste encore inexpliquée.

Je citerai enfin, parmi les autres états dans le cours desquels
s'est développé l'anévrysme : l'alcoolisme (3 fois), la syphilis
(1 fois), et la scarlatine (1 fois). Ce sont en un mot les causes de
l'endocardite ordinaire qui ne présentent ici rien de spécial.

(1) Virchow, *Monats schr. f. geburtsk.*, 1858.
(3) Del otz, *Gazette hebdom.*, 1857, p. 340.
(3) *Obstetrical Memoirs*, t. II, p. 67-70.

PRONOSTIC.

Le pronostic de cet anévrysme est nécessairement funeste. Tantôt, en effet, la mort arrive rapidement par pyohémie ou par suite des infarctus viscéraux ; tantôt, à la longue, par la gravité croissante des accidents locaux. Comme le diagnostic exact de cet anévrysme n'est guère possible, le pronostic sera celui de l'endocardite elle-même.

On a vu que l'anévrysme pouvait guérir, c'est-à-dire s'arrêter dans sa marche ; mais les désordres qui persistent sont assez profonds pour entraver la circulation cardiaque : aussi, quand le malade ne succombe pas directement à l'anévrysme, il meurt presque fatalement de ses suites.

Il faut cependant faire une exception en faveur de l'enfance ; l'âge en effet semble diminuer la gravité du pronostic. Lorsque l'anévrysme se forme dans les premiers temps de la vie, ou même chez le fœtus, et qu'une communication entre les deux cavités droite et gauche s'établit, le cœur peut en quelque sorte s'y habituer et la vie se prolonger plus ou moins. Il est probable que plusieurs perforations de la cloison, dites congénitales, n'ont pas une autre origine ; mais alors même le malade reste sujet à des troubles cardiaques fort gênants : palpitations, dyspnée, œdème, etc., et il est rare qu'il parvienne à un âge avancé.

TRAITEMENT.

Si la thérapeutique peut avoir de l'influence sur de pareilles affections, c'est au début seulement, dans la période d'acuité. C'est alors qu'il faut agir avec énergie : combattre l'état général par la saignée, la digitale ; l'état local par les révulsifs, vésicatoires, ventouses, etc. Plus tard, on ne pourra que s'opposer aux complications et aux troubles consécutifs ; mais trop souvent, il faut l'avouer, la médication demeure impuissante.

ARTICLE II.

ANÉVRYSME A MARCHE CHRONIQUE.

SYMPTÔMES.

On peut, sous le rapport des symptômes, classer les observations en trois groupes, en rejetant toutefois de côté celles qui ne sont pas accompagnées de renseignements ou n'en présentent que d'insuffisants.

Dans la première division se trouvent les malades qui n'ont présenté pendant la vie aucun signe qui pût faire soupçonner une maladie du cœur et chez lesquels l'autopsie seule est venue dévoiler la lésion. Ces faits prouvent-ils qu'un anévrysme puisse exister sans se manifester par le moindre trouble circulatoire? Il y a là de quoi surprendre au premier abord, et on comprend mal qu'une lésion pareille, affectant l'organe central de la circulation, passe inaperçue. Mais il faut dire que, dans un certain nombre de ces faits, il y a fort à soupçonner que l'examen du cœur n'a pas été pratiqué d'une manière suffisante ou même a été complétement négligé. Ils démontrent du moins que la lésion cardiaque ne se révélait pas par des signes généraux qui eussent attiré l'attention, puisqu'il est dit dans la plupart que la mort est venue frapper les malades au milieu de la santé ou dans le cours d'une maladie étrangère au cœur. Tels sont les cas de Bignardi, Canella, dans lesquels il y eut mort subite en pleine santé; tels sont, d'autre part, celui de Reynaud, dans lequel la mort survint dans le cours d'une colique de plomb, et celui de Baron, chez un phthisique.

Cependant il existe plusieurs faits dans lesquels le cœur a été ausculté par des hommes d'une autorité incontestée, et qui ont donné des résultats négatifs. Ainsi Forget, MM. Wilks et Vulpian n'ont rien trouvé d'anormal dans les cœurs de leurs malades. Il en fut de même chez Talma, et l'on sait que le grand tragédien

fut soigné par toutes les célébrités médicales de son époque
Remarquons toutefois que, dans ces cas, la lésion était ancienne
et qu'il s'agissait d'anévrysmes presque guéris, puisqu'ils étaient
remplis complétement par des caillots fibrineux stratifiés. Il ne
résulte pas moins de l'ensemble de ces faits que l'anévrysme du
cœur peut ne donner lieu à aucun signe local, et que cela s'observe principalement lorsque la guérison s'est opérée.

Dans la deuxième catégorie, je placerai ceux qui ne se sont
manifestés que par les signes généraux d'une affection cardiaque;
ce sont peut-être les plus nombreux. Faut-il l'attribuer à ce
qu'ils n'ont réellement présenté rien de spécial, ou bien à ce que
l'examen du cœur a été trop superficiel? J'avoue qu'en présence
du peu de renseignements qui accompagnent en général les observations, j'inclinerais volontiers vers la seconde opinion. En
effet, il n'est guère probable qu'une altération pareille, ayant un
retentissement sur tout l'appareil circulatoire, ne modifie pas en
quelque manière les signes physiques fournis par l'examen du
cœur. Aussi, ne nous arrêtant pas sur ces faits probablement
incomplets, passons de suite à ceux du troisième groupe.

Ce sont ceux dans lesquels l'examen du malade, s'il n'a pas
toujours été très-détaillé, a fourni cependant des renseignements
positifs. C'est sur eux que je vais m'appuyer pour décrire les
symptômes observés chez les malades atteints d'anévrysme et
pour rechercher s'ils permettent de le reconnaître pendant
la vie.

Ces symptômes sont de deux ordres : les uns sont des troubles
fonctionnels se rapportant, soit à l'appareil circulatoire lui-
même, soit aux appareils qui sont directement sous sa dépendance, comme les poumons, les reins, les organes sécrétoires.
Le second groupe de symptômes comprend ceux qui résultent de
l'altération locale et qui ne sont la plûpart du temps perceptibles
qu'à l'exploration attentive de l'organe.

Début. — La formation d'un anévrysme s'annonce-t-elle par
quelques signes particuliers? Plusieurs auteurs, à l'époque surtout où ces lésions étaient regardées comme le résultat d'une rupture, ont voulu voir le début de la maladie dans certaines sensa-
tions éprouvées par le malade à une date plus ou moins éloignée.

Dans le cas de Talma, par exemple, Biett raconte que « deux ou trois ans auparavant, à la suite d'efforts violents auxquels Talma s'était livré dans le rôle si pénible d'Hamlet, il ressentit tout à coup une chaleur vive dans la région du cœur et un malaise qui se prolongea pendant deux jours, mais auxquels il ne fit point une attention sérieuse. »

Il faut dire que ces renseignements furent donnés après la mort du malade par les personnes de sa famille, ce qui rend leur valeur fort douteuse.

Dans l'observation de Zannini, il s'agit d'un gondolier qui, dix ans auparavant, était tombé sur le bord de sa barque et avait ressenti sur l'instant une vive douleur dans la région du cœur. Si l'on admet que ce fut la cause première de l'affection, ce début brusque s'explique aisément par le traumatisme. Mais si l'on considère que cette douleur fut passagère et que ce ne fut que six ans plus tard que le malade éprouva les véritables symptômes, on sera plus réservé sur l'interprétation des premiers accidents.

Jenner, Aran, Cruveilhier, ont signalé aussi un début brusque chez leurs malades ; mais est-il permis de voir dans ces troubles l'invasion subite de la maladie ? Je ne le pense pas, car les antécédents antérieurs étaient trop peu connus. D'ailleurs, la grande majorité des observateurs n'ont pu faire remonter à une date précise le début de l'affection. Il n'y a là rien qui soit contraire à l'idée d'une myocardite chronique comme point de départ de l'anévrysme. On sait combien les symptômes de cette affection sont obscurs ; il n'est pas étonnant que son souvenir soit effacé de l'esprit des malades, surtout lorsqu'il s'agit, comme cela a lieu d'ordinaire, de gens âgés, et que la lésion remonte à une époque éloignée. Du reste, il faut bien le dire, on ne les a peut-être pas interrogés toujours avec assez de soin sous ce rapport. Je crois donc qu'il y a, au début de l'anévrysme, des signes d'une affection cardiaque, signes qui ont passé inaperçus la plupart du temps, mais qu'un examen attentif eût révélés. Ils ne peuvent du reste offrir rien de spécial à cette période, la formation de la poche anévrysmale ne faisant que commencer et ne s'opérant qu'avec beaucoup de lenteur. C'est donc dans l'anévrysme confirmé qu'il faut rechercher les véritables signes caractéristiques.

Symptômes généraux. — Ils ne surviennent que lorsque l'affection est déjà assez avancée, et ici, comme dans la plupart des maladies cardiaques, ils annoncent une fin prochaine. Ce sont les troubles de la respiration qui paraissent en général les premiers et qui sont les plus prononcés. Quelquefois ils existent pendant plusieurs années, revenant sous forme d'accès dans lesquels le malade ne garde qu'une légère dyspnée. Ils s'accompagnent fréquemment de vertiges, d'étourdissements, pouvant aller jusqu'à la défaillance et la syncope.

Ces phénomènes, se répétant à périodes plus ou moins longues, ont pu faire croire dans certains cas qu'il s'agissait d'un asthme, et faire méconnaître entièrement l'altération du cœur.

Peu à peu ils augmentent d'intensité et se rapprochent rapidement. La dyspnée est alors habituelle et redouble chaque fois que le malade se livre à un exercice qui dépasse ses forces. Lorsqu'il est couché, il ne peut rester sur le dos et prend le décubitus latéral ou la position assise. Lorsqu'un accès d'oppression survient, on le voit s'asseoir sur son séant, les bras tendus en avant, ou cramponnés aux objets qui l'entourent, la figure livide, les lèvres et les extrémités cyanosées, en proie à l'angoisse la plus violente. La mort peut survenir dans cet accès ; mais ce n'est guère qu'après en avoir présenté un certain nombre que le malade finit par succomber. Quand les phénomènes d'asphyxie ont disparu, il n'en garde pas moins une grande anxiété et le sentiment d'une fin prochaine. La position assise lui devient de plus en plus nécessaire ; il passe jour et nuit assis sur le bord de son lit en proie à une suffocation imminente, toujours plongé dans la somnolence ou un demi-coma. Enfin, dans les derniers temps, l'ascite, l'infiltration des membres inférieurs, l'œdème des poumons, l'albuminurie, surviennent comme une conséquence de la gêne circulatoire et hâtent encore la fin du malade. Dans d'autres cas, il est emporté en peu de jours par une complication cérébrale ou pulmonaire.

Plusieurs des signes que je viens d'énumérer ont été regardés comme appartenant particulièrement à l'anévrysme. Ce sont la position assise ou courbée en avant et l'anxiété. Il est inutile de dire qu'ils se rencontrent dans une foule d'autres affections cardiaques et pulmonaires et qu'ils n'ont dans tous les cas qu'une valeur tout à fait secondaire. Le sentiment d'une fin prochaine se montre, il est vrai, plus spécialement dans les affections graves de l'appareil circulatoire, comme les anévrysmes de l'aorte, les ruptures du cœur, l'angine de poitrine, etc., et ce qui est assez singulier, ce pressentiment du malade se réalise presque toujours; on ne saurait cependant s'en servir comme d'un moyen de diagnostic.

Symptômes locaux. — L'un de ceux qui manquent le moins dans cette affection comme dans presque toutes les maladies cardiaques, ce sont les *palpitations*. Elles se montrent dès les premiers temps, et, dans la plupart des observations, on lit que les malades étaient depuis longtemps sujets à la dyspnée et aux palpitations, lorsqu'ils sont venus se faire soigner. Ce signe n'a du reste qu'une valeur banale.

Il n'en est pas de même de la *douleur précordiale* : je l'ai trouvée indiquée dans une dizaine d'observations. Cette douleur est en général vive, aiguë; elle survient brusquement au milieu de la santé, et tantôt disparaît rapidement, tantôt persiste un certain temps. Elle occupe l'épigastre et l'extrémité inférieure du sternum ou le rebord des fausses côtes gauches. Elle est d'abord mobile et s'irradie dans le bras gauche, le dos, le cou, même dans le côté droit; puis elle se fixe à la région précordiale, au-dessous du sein. Souvent elle se montre par paroxysmes, qui sont de véritables attaques d'angine de poitrine : c'est même là quelquefois le seul symptôme du mal. Faut-il attribuer ces accès, ainsi que le veulent certains auteurs, à l'ossification des artères coronaires? Il est vrai que sur 10 cas qui ont présenté ces symptômes, 5 fois on a trouvé les coronaires plus ou moins ossifiées, et que, dans les autres, leur examen a été négligé; mais, aujourd'hui, on sait que l'angine de poitrine s'observe souvent en dehors de ces altérations, et qu'elles peuvent se rencontrer sans la produire : on ne peut donc véritablement les regarder comme solidaires les unes des autres.

L'examen de la région précordiale fournit en général peu de renseignements; on a cependant observé dans quelques cas une voussure assez prononcée, mais cette voussure manque le plus souvent. Si la tumeur était saillante à l'extérieur et animée de battements isochrones à ceux du cœur, comme dans un fait que j'ai rapporté plus haut (voir page 101), on conçoit quelle importance ce signe aurait pour le diagnostic; mais c'est la seule fois qu'on l'ait constaté.

Il n'en serait pas de même, d'après Breschet, d'une dépression qu'on verrait se produire à l'épigastre à chaque contraction du cœur, et qui serait le résultat de l'adhérence de la tumeur au péricarde. Mais, ainsi que le fait remarquer Chassinat, cette dépression ne prouve qu'une chose, c'est l'adhérence des deux feuillets de la séreuse et non pas la présence d'une tumeur; j'ajouterai que ce signe me paraît plus théorique que réel. J'ai vu souvent des adhérences du péricarde, même complètes, et qui n'avaient déterminé pendant la vie aucune dépression notable à l'épigastre : aussi, sans le nier positivement, je le crois tout au moins assez infidèle. Il serait du reste inapplicable aux tumeurs qui ne siégeraient pas à la pointe.

La matité précordiale a été souvent notée : c'est un signe qu'on devait s'attendre à rencontrer, vu l'ampliation de la cavité cardiaque. Elle est étendue et souvent empiète sur le côté droit : aussi a-t-elle pu faire croire à la péricardite (Little), à la dilatation (Douglas), à l'hypertrophie (de Beauvais). Peut-elle réellement être distinguée de la matité qu'on observe dans ces affections? C'est ce que prétend Aran, lorsqu'il indique comme un des signes de l'anévrysme : « une matité d'une forme allongée dans le sens transversal, ne remontant pas ou remontant très-peu supérieurement, différant en somme de la matité cardiaque dans l'hypertrophie avec dilatation, et de la matité de la péricardite avec épanchement. » Malgré l'autorité de ce médecin distingué, j'ai peine à croire qu'on puisse tirer de la forme de la matité une bien grande ressource. Elle peut faire défaut, malgré le volume considérable de la tumeur; il en existe de nombreux exemples, et, d'autre part, l'état d'oppression dans lequel les malades sont plongés ne permet pas toujours de pratiquer la percussion d'une manière bien précise.

L'*impulsion* du cœur est assez variable, ce qu'il faut attribuer probablement à des conditions anatomiques différentes. Tantôt, en effet, elle était faible ou normale, tantôt au contraire forte, étendue, même visible à l'extérieur. Elle présente, dans certains cas, des particularités qui peuvent être utiles au diagnostic. On a remarqué par exemple un contraste entre son énergie et la petitesse du pouls (Aran, Adams, Dance, Mercier, Hartmann), ou bien avec la faiblesse des bruits du cœur qui sont sourds et obscurs. La force de l'impulsion n'a pas partout la même intensité; son maximum serait, d'après plusieurs observateurs, au niveau du point où l'anévrysme commence, et correspondrait par conséquent à la partie du cœur restée contractile. Là, il y aurait un choc plus ou moins intense, tandis qu'au-dessous l'impulsion serait à peine perceptible. Voici du reste comment Aran la caractérise : « une impulsion dont la force varie aux différents points de la matité, plus faible à l'extrémité gauche, plus forte vers un point déterminé, aux environs de la partie moyenne du cœur, consistant, dans le premier point, en un soulèvement, dans le second, en un véritable choc, et contrastant avec la faiblesse extrême des bruits du cœur et le caractère filiforme du pouls. »

Il faut ajouter que la force de l'impulsion est aussi très-variable : elle est souvent intermittente et augmente à intervalles irréguliers, comme M. Gueneau de Mussy l'a observé sur son malade.

L'auscultation du cœur, bien qu'elle n'apporte pas de signes pathognomoniques, fournit cependant des résultats intéressants : les bruits n'ont plus leur régularité accoutumée; ils sont précipités, tumultueux, empiètent les uns sur les autres et sur les silences qui les séparent; parfois même ils deviennent incalculables, et tout synchronisme entre eux et le pouls radial disparaît. Dans un cas rapporté par M. Potain (1), il est dit : « Il y a par moments alternation d'un battement fort, avec pulsation radiale, et d'un battement faible sans pulsation. »

Le contraste signalé par Aran, entre l'impulsion énergique du cœur et la faiblesse de ses bruits, n'existe pas toujours. Souvent, en effet, ils sont forts, éclatants et retentissent dans une grande partie de la poitrine (Léger, Hartmann, Petigny). Dans d'autres cas, au contraire, ils sont sourds, profonds, obscurs, et ne s'entendent qu'avec peine.

Cette irrégularité dans les contractions du cœur s'explique

(1) *Bulletins de la Société anat.*, 1861, p. 135.

aisément. Ayant perdu une partie de sa force par suite de l'inaction d'une certaine étendue de ses parois, il est forcé de se contracter plus souvent pour envoyer la quantité de sang nécessaire ; n'en a-t-on pas du reste la preuve dans l'hypertrophie que subit la partie supérieure du ventricule restée contractile ? On pourrait, je le sais, invoquer ici les altérations des valvules, et principalement le rétrécissement de l'orifice mitral, que l'on considère comme la cause habituelle de l'irrégularité des battements. Mais dans la plupart des observations il faisait défaut (Rossen, Léger, Andral, Bordet), et c'était à la poche anévrysmale seule qu'on pouvait rapporter le désordre des pulsations.

Le dédoublement du second bruit a été noté deux fois par M. Potain (1) et par Aran. Dans l'observation de ce dernier, il est dit que l'oreille appliquée à droite du sternum percevait un dédoublement marqué du deuxième bruit. Faut-il attribuer ce phénomène aux lésions valvulaires ? Je ne le pense pas ; elles étaient trop peu prononcées, et la dilatation anévrysmale en rend bien mieux compte. Le ventricule gauche, en effet, se contractant plus longuement à chaque systole, il en résulte un défaut de synchronisme entre les claquements valvulaires des deux cœurs, aux orifices aortique et pulmonaire, d'où dédoublement du second bruit. On comprend, du reste, que ce signe soit assez rare et n'ait pas une grande valeur diagnostique, car il indique aussi bien un rétrécissement auriculo-ventriculaire, des adhérences du péricarde, toutes les altérations en un mot qui peuvent ralentir la contraction du ventricule.

Il arrive souvent qu'il n'y a pas de bruits anormaux ; beaucoup d'auteurs ont signalé ce fait ; il n'a rien d'étonnant, car les valvules ne sont pas toujours atteintes, ou ne le sont pas assez pour que leur jeu soit entravé. Quant aux bruits de souffle qu'on a entendus quelquefois, ils n'ont rien de bien caractéristique, occupant tantôt le premier, tantôt le deuxième temps, et dépendant des lésions concomitantes des orifices.

Il y aurait cependant, d'après M. Gendrin, un signe d'une grande valeur. Il a noté, dans quatre cas observés par lui, un murmure double à temps séparés, composés d'un murmure sec,

(1) *Bulletins de la Société anat.*, 1862, p. 120.

soufflant et sibilant, commençant avec la systole et cessant tout
d'un coup, immédiatement après le choc systolique, et d'un
murmure diastolique très-court, sibilant, sec et rugueux, succédant au premier, après un intervalle de silence.

Voici ce que Aran (1) dit à propos de ce bruit : « La production
de ce double bruit de souffle suppose nécessairement l'entrée et
la sortie du sang à travers un orifice plus ou moins rétréci.
Or, s'il y a quelque chose de bien établi, c'est précisément la
rareté des poches anévrysmales communiquant avec la cavité
du ventricule par un endroit rétréci. En général, au contraire,
l'ouverture de communication est très-large, quelquefois même
aussi large que le fond de la poche. » Cette objection d'Aran est
mal fondée, car il n'est rien moins que bien établi que la plupart
des anévrysmes sont dépourvus de collet. Mais on pourrait plutôt, ce me semble, objecter à cette théorie très-rationnelle du
reste, que le double bruit de souffle est très-rare, et que cependant les conditions qui le produisent se rencontrent fréquemment.

D'autres bruits anormaux ont encore été signalés : le *bruit de
cloches*, qui n'est qu'une exagération du *retentissement métallique*
produit par une impulsion énergique du cœur ; le *bruit de bombe*,
observé par M. Potain, et qui est dû à un souffle faible, sourd,
profond, lointain, surajouté au bruit normal. Ces bruits n'offrent
rien de caractéristique.

Le pouls présente des caractères qu'il est bon de noter et qui
sont assez constants. Il est faible, fréquent, irrégulier. Quelquefois il est filiforme et à peine sensible ; ses battements peuvent
être tellement fréquents qu'on ne peut les compter ; enfin, il est
souvent intermittent.

En résumé, après avoir passé en revue tous les symptômes
qui méritaient quelque attention, voici ceux qui m'ont paru
avoir le plus de valeur. Douleur précordiale, épigastrique ; matité étendue, force de l'impulsion contrastant avec la faiblesse
des bruits d'une part, avec le caractère faible et filiforme du
pouls d'autre part ; irrégularité, tumulte des battements cardiaques ; double bruit de souffle.

(1) *Loc. cit.*

Aucun de ces signes isolés ne pourrait, il est vrai, donner une indication précise, mais la réunion d'un certain nombre d'entre eux me semble suffisante pour faire soupçonner un anévrysme.

TERMINAISON.

Une altération d'une telle étendue, affectant un organe de l'importance du cœur, doit naturellement faire naître dans l'esprit l'idée d'une terminaison rapidement funeste. Et en effet, on voit Breschet affirmer que : « la rupture est la seule terminaison connue. » D'autre part on trouve dans l'Anatomie pathologique de M. Cruveilhier, cette autre assertion toute contraire : « Je dois dire qu'il n'existe à ma connaissance aucun exemple de rupture spontanée du cœur produite par un anévrysme partiel de cet organe. » La vérité est entre ces deux opinions. La terminaison naturelle de l'anévrysme, celle vers laquelle il tend le plus souvent, c'est la guérison ; car on doit considérer ainsi l'oblitération de la poche par des caillots. J'ai montré plus haut comment elle avait lieu ; je dois ajouter que cette oblitération est lente, qu'elle met probablement des années à s'accomplir, ce qui rend la marche de cet anévrysme essentiellement chronique (1).

Mais quelquefois, soit que les caillots manquent, soit qu'ils se détruisent, il arrive que la poche se rompt et donne passage au sang. C'est une vraie rupture spontanée du cœur, qui amène une mort subite ou très-rapide. Ces cas sont les plus rares, il est vrai ; j'en ai pu cependant recueillir 10 exemples (Galeati, Bignardi, Johnson, Quain, Wilkes, Shawe, Cooper, Peacock, Bagshawe, Vulpian). J'en vais rapporter plus loin quelques-uns.

Cette rupture se fait habituellement dans le péricarde ; une seule fois on l'a vue avoir lieu dans la plèvre (Cooper). Tantôt elle siége au sommet de la poche, dans un point plus aminci que les autres, tantôt c'est au niveau de la réunion de la poche avec le ventricule (Vulpian).

Enfin, elle peut s'opérer non plus par déchirure, mais par

(1) Il faut peut-être considérer comme des anévrysmes guéris certaines tumeurs osseuses siégeant à la pointe, et dont le Dr Wilks a présenté deux spécimens à la Société pathologique de Londres. (Voir, année 1856, *Medical Times*, 1856, p. 479).

une sorte d'usure des parois de l'anévrysme. Le Dr Peacock (1)
en rapporte un curieux exemple, dont voici un extrait :

« Le péricarde était fortement épaissi et adhérent au cœur
dans toute son étendue par des filaments très-courts et faciles
à déchirer; cependant à la base, les adhérences étaient très-
intimes, tandis qu'au sommet il existait entre les feuillets de
cette membrane un petit épanchement de sang. »

«On n'apercevait aucune déchirure du sac; le sang s'était épanché dans le péricarde par suite de la disparition graduelle des
parois de l'anévrysme; à la base du sac en arrière, le tissu musculaire altéré cessait brusquement, tandis qu'en avant il se fon-
dait, en quelque sorte, avec les parois anévrysmales. »

DIAGNOSTIC.

Jusqu'ici, il faut l'avouer, l'anévrysme du cœur a passé complétement inaperçu sur le vivant, et l'autopsie est venue seule
révéler l'altération qu'on n'avait pas même soupçonnée. Est-ce
donc, comme on le prétend généralement, qu'il est impossible
d'en reconnaître la présence pendant la vie, ou n'est-ce pas plutôt que les moyens de diagnostic étaient insuffisants et les signes
trop peu nombreux? Je crois cette dernière raison préférable, et
il me semble que si les symptômes énumérés plus haut ne permettent pas encore un diagnostic d'une grande précision, ils circonscrivent du moins assez l'affection pour qu'on ne puisse la
confondre qu'avec un petit nombre d'autres maladies. Parmi
celles-ci, il faut citer principalement la péricardite avec épanchement, l'hypertrophie avec dilatation, et l'anévrysme de l'origine de l'aorte.

La péricardite avec épanchement a de commun avec l'anévrysme la matité, la faiblesse des bruits qui sont sourds et profonds, la douleur précordiale et l'anxiété. Elle en diffère par certains caractères faciles à saisir. La matité est plus étendue pour
peu que l'épanchement soit abondant; elle est mobile et donne
au doigt une sensation d'élasticité moins grande. L'impulsion
du cœur est rarement exagérée; elle est plutôt affaiblie et voilée

(1) *Edinburgh med. and surg. Journal*, oct. 1846.

comme les bruits. Mais ce qui rend pourtant la confusion impossible entre ces deux affections, c'est que l'épanchement de
la péricardite, même lorsqu'elle est chronique, n'a pas en général une longue durée, tandis que les signes de l'anévrysme persistent des années.

Le diagnostic serait plus difficile avec l'hypertrophie accompagnée de dilatation. Là, comme dans la dilatation partielle, outre
les signes généraux qui sont les mêmes, il y a matité à la région
précordiale, augmentation de l'impulsion, petitesse du pouls,
sentiment de pesanteur à l'épigastre.

Mais les battements du cœur sont en général réguliers et non
tumultueux; il n'y a pas opposition entre la force de l'impulsion
et la faiblesse du pouls, ni défaut de synchronisme. La douleur
précordiale est plutôt une gêne, un sentiment de pesanteur
qu'une douleur vive, aiguë, allant jusqu'à l'angine de poitrine;
l'anxiété n'est jamais aussi grande; enfin il y a rarement des
bruits de souffle, surtout quand l'hypertrophie s'accompagne de
dilatation.

L'anévrysme de l'origine de l'aorte ne pourrait guère être confondu qu'à son début avec l'anévrysme du cœur. Alors cependant
on pourrait le distinguer par l'existence de battements in-
dépendants de ceux du cœur et siégeant à la base ou derrière
la partie du sternum, quelquefois par l'existence d'un frémissement cataire perceptible à la main. Bientôt du reste l'anévrysme
de l'aorte, dont le développement est plus rapide que celui du
cœur, ne tarde pas à se manifester par des signes tout à fait caractéristiques qui ne permettent plus de doute.

Peut-être la difficulté du diagnostic de l'anévrysme cardiaque
n'est-elle pas aussi grande qu'on l'a dit, et si on ne l'a point reconnu pendant la vie, peut-être cela tient-il à ce que c'est une
lésion rare, peu connue, et dont l'idée ne se présentait point à
l'esprit. Il faut espérer que l'attention étant éveillée de ce côté,
les signes que je viens de décrire pourront être de quelque utilité
pour en reconnaître l'existence.

ÉTIOLOGIE.

L'âge, le sexe, le tempérament, sont des données banales qui
apprennent rarement quelque chose sur la cause d'une maladie

et les conditions de son développement. Je dois cependant faire
une remarque à propos de l'âge; on a dit que cette affection
était propre à la vieillesse, la plupart des sujets ayant dépassé
50 ans. Cette proposition n'est pas exacte : c'est en effet sur des
vieillards qu'on trouve le plus souvent les anévrysmes; mais on
ne saurait en induire qu'ils se développent dans cette période de
la vie, car ce début de l'affection remontait chez la plupart à
une date éloignée.

Quand on regardait l'anévrysme comme le résultat d'une rupture, on rangeait, dans les causes déterminantes, les coups, les
chutes, les efforts violents. C'est ainsi que Zannini attribue l'affection de son malade au coup qu'il avait reçu sur la poitrine
quelques années auparavant; c'est ainsi que chez Talma, la
plupart des auteurs ont voulu voir avec Breschet l'origine de
l'anévrysme dans les efforts violents auxquels le grand tragédien
s'était livré dans le rôle passionné d'Hamlet. Aujourd'hui on est
obligé d'écarter ces causes occasionnelles et de faire jouer au
traumatisme un rôle beaucoup plus restreint.

J'ai parlé déjà des causes anatomiques diverses qui pouvaient
produire l'anévrysme chronique, et dont les deux principales
sont, comme on l'a vu, la transformation fibreuse et la dégénérescence graisseuse. Il faut rechercher maintenant dans quelles
conditions ces états se développent. Il règne encore, il faut
l'avouer, une certaine obscurité à cet égard, et l'on est obligé de
s'appuyer sur des hypothèses probables plutôt que sur des faits
parfaitement démontrés.

Le rhumatisme, la goutte, l'alcoolisme, sont toujours invoqués
lorsqu'il s'agit des affections du cœur; mais leur mode d'action
n'est pas complétement connu. Ces causes ont été observées chez
les malades atteints d'anévrysmes; mais trop souvent les auteurs
ont négligé l'examen des antécédents qui auraient pu fournir des
renseignements utiles. Il y a cependant un fait acquis, c'est que
ces diverses causes agissent en déterminant une irritation lente
de la surface interne du cœur, qui amène à la longue la transformation des parois.

PRONOSTIC.

Nous avons vu, par la marche de la maladie, qu'elle était loin d'avoir la gravité qu'on aurait pu lui soupçonner. Si l'on compte, en effet, le nombre d'individus qui sont morts directement par suite de leur anévrysme, c'est-à-dire par la rupture, on ne trouve cette terminaison indiquée que dix fois. D'autre part, on voit qu'il s'agit presque toujours de gens parvenus à un âge avancé et que l'anévrysme ne semble pas avoir influé sur la durée de leur existence. Ces considérations tendraient donc à faire croire que c'est une lésion qui ne compromet que rarement la vie et n'entraîne pas de graves désordres à sa suite. Ce serait là une erreur. Il arrive souvent, en effet, dans les affections du cœur, que les malades meurent par le poumon ou par le cerveau. Mais si l'on peut voir dans la lésion de ces organes la cause déterminante de la mort, il faut reconnaître néanmoins que la cause première est plus éloignée et que c'est au cœur qu'il faut remonter pour la trouver, se souvenant que les liens physiologiques qui unissent les organes sont aussi des liens pathologiques. L'anévrysme du cœur en est un exemple. En effet, sur 62 cas où le genre de mort a été signalé, on trouve qu'elle est survenue :

31 fois à la suite de l'affection cardiaque.
17 — — d'affection pulmonaire.
7 — — d'affection cérébrale.
7 — — d'affections étrangères.
24 fois la mort a été subite.

On voit, d'après ce relevé, que, dans presque tous les cas, la lésion cardiaque a été la cause plus ou moins directe de la mort. L'anévrysme du cœur est donc une lésion grave qui se termine presque sûrement d'une manière funeste. Certaines conditions anatomiques paraissent influer du reste sur la rapidité de sa marche : le volume de la tumeur, l'épaisseur de ses parois, la formation des caillots, l'état des artères coronaires, etc., toutes circonstances qu'on ne peut prévoir pendant la vie et qui n'ont en quelque sorte qu'une valeur rétrospective. Tout en portant un pronostic sévère, il faut faire cependant une restriction.

L'anévrysme du cœur est moins grave que les lésions valvulaires; il compromet moins directement les fonctions du cœur
et, par suite, les jours du malade.

TRAITEMENT.

Il y a peu de chose à dire du traitement d'une maladie qu'il
est difficile de prévoir et au développement de laquelle il est
encore plus difficile de s'opposer. Les seuls moyens qu'on puisse
conseiller sont ceux qu'on emploie généralement contre les maladies du cœur. Les sédatifs vasculaires et les révulsifs tiennent
le premier rang, mais trop souvent ils sont impuissants et retar-
dent à peine une terminaison fatale qu'ils ne peuvent prévenir.

APPENDICE

CONTENANT L'INDICATION BIBLIOGRAPHIQUE DES OBSERVA-
TIONS D'ANÉVRYSMES DU CŒUR.

ANÉVRYSMES DE LA PARTIE CHARNUE DU CŒUR (92 cas".

GALÉATI. De Bonon. scient. et artium instituto atque Academiâ commentarii, t. IV. — Academiarum quarumdam Opuscula varia,
p. 26-33. 1757.

HUNTER. Voir mémoire de Thurnam, medic. chir. transact., t. XXI.
1838. Obs. V, VI et VII.

WALTER. Observ. anat. Berol, 1775, p. 65. — Et nouveaux Mém. de
l'Académie de Berlin. 1785.

BAILLIE. Path. anat. 1793. — Et trad. française. Guerbois. 1815.

MORICHEAU-BEAUCHAMP. Rec. périod. de la Société de médecine de
Paris. An VII, t. V, p. 292.

ZANNINNI. Anatomia pathol. di alcune fra le parti più import., etc., di
Matteo Baillie, traduct. Venezia, 1819, vol. I, p. 27.

HODGSON. Diseases of Arter. and Veins, p. 84, traduct. de Breschet.
1810, t. I, p. 99.

BÉRARD. Thèses. Paris, 1826, n° 23. 2 cas.

REYNAUD. Journal hebdomad. de méd., t. II, 1829, p. 363. — Archives
génér. de méd., 1826, p. 471. — Extrait des travaux de la Soc.
de méd. de Bordeaux.

BIETT et BRESCHET. Répertoire d'anat. et de physiologie, 1827, t. III,
p. 99. (Histoire de la maladie de Talma.)

ROB. ADAMS. Dublin hospital reports, 1827, t. IV, p. 353. On y trouve
aussi l'indication sommaire d'un cas du Dr Cusack.

DANCE. Répert. d'anat. et de phys. pathol., t. III, p. 194. (Mém. de
Breschet.)

BÉRARD (jeune). Bulletin de la Soc. anat., 2e année, 1827, p. 33.

JOHNSON. Med. chirurg. review. 1827, t. X, p. 466.

ELLIOSTON. Med. chirurg. review. 1828, t. XII, p. 174.

BIGNARDI. Annali univers. di med. Jan. 1829. — Et Archiv. de med.
1829, p. 428.

VIDAL. Bulletins de la Soc. anat. 1830, p. 125.

HOPE. Diseases of the heart, 3e édit., p. 557.

MAISONNEUVÉ. Bulletins de la Société anat. 1833, p. 4.

LOBSTEIN. Traité d'anat. path. 1833, t. II, p. 501.

Petigny. Journal hebd. de méd., t. III. 1833.

Choisy. Thèses de Paris. 1834, n° 137, p. 60.

Andral. Clinique méd., t. V, p. 483.

Chassinat. Thèses de Paris. 1835, n° 319.

Prus. *A*. Revue médicale , 1835. — Et Gazette méd. de Paris. 1836, p. 71. — Publié aussi par Mercier : Bullet. soc. anat. 1835. — *B*. Revue méd. franç. 1836, t. III, p. 345.

Gueneau de Mussy. Bull. soc. anat. 1836, p. 109.

Bordet. Bull. soc. anat. 1836. p. 270.

Herpin. Bulletins de la Soc. anat., 1837, t. XII, p. 49.

Baron. Bullet. de la Soc. anat. 1837, p. 226. Publié aussi par Cruveilhier : Traité d'anat path., 1852, t. II, p. 671.

Bourdet. Bullet. de la Soc. anat. 1838, p. 131. (3 cas.)

Chambert. Bullet. de la Soc. anat. 1838, p. 4.

Thurnam. London med. chir. transact, 1838, t. XXI. — Et Gazette méd. de Paris. 1839, p. 49. — Obs. I, II, III, IV, V, VI et VII.

Carrier. Journal l'Expérience. 1839 , t. III , p. 177. Cité par Dezeimeris.

D.Craigie. Edinburgh med. and surg. journ. 1843, p. 381.

Canella. Giornale dei progr. di med. Mars 1844. — Et Archives génér. de méd. 1844, p. 220.

Lacanal. Bullet. de la Soc. anat. 1844, p. 167.

Hartmann. Thèses de Strasbourg. 1846, p. 14.

Meadé. London med. Gazette. Nov. 1846. — Et Archives de méd. 1848, 4ᵉ série, t. XVI, p. 234. (Anévrysme par dégénérescence graisseuse.)

Latham. Clinic. med.,1846, v. II. p. 149.—Et Quain. Med. chir. transact. 1850. — On fatty diseases of the heart, Série II. 25 cas. (Anévrysme par dégénérescence graisseuse.)

De Beauvais. Bulletins de la Soc. anat. 1847, p. 172.

Peacock. Edinburgh med. and surg. journal , oct. 1846, et Arch. de med., 1847, p. 96.

Halliday-Douglas. Monthly journal, fév. 1849, et Arch. de méd., 184?, p. 234.

Little. London med. Gazette, fév. 1848, et Arch. de méd., 1849, p. 338.

Jenner. London med. Gazette, déc. 1848, et Arch. de méd., 1849, p. 337.

Fletcher. Provinc. med. and surg. journal, 1849, p. 606 ; et Quain, med. chir. transact., 1850 (Fatty diseases of the heart, série I, cas 27. (Anév. par dégénér. graisseuse.)

Tufnell. Dublin med. press., mai 1850, p. 321.

Bellingham. Dublin med. press., mai 1850, p. 323.

Quain. Transact. of path. soc., vol. III, 1850, p. 80.

Risdon-Bennett. Transact. of path. soc., oct. 1851, t. III, p. 273.

CRUVEILHIER. Voici l'indication et la date des cinq faits publiés par cet auteur et qui se trouvent réunis dans le Traité d'anat. path., t. II, p. 671.

    a. Bulletins de la Soc. anat. 1827, p. 36, reproduit dans le mémoire de Breschet et dans l'Anat. path., liv. xxii, p. 4.

    b. Anat. path., liv. xxii, p. 4.

    c. Anat. path., liv. xxii, planche 4, à la suite du précédent.

    d. Traité d'anat. path., t. II, p. 674.

    e. Traité d'anat. path., p. 675.

FORGET. Gazette méd. de Paris, 1853, p. 208.

LEUDET. Gazette méd. de Paris, 1853, p. 382.

PEACOCK. Transact. of path. soc., 1854, t. V, p. 96.

CHARCOT. Bulletins de la Société de biologie, 1854 : *a.* p. 306, *b.* p. 310.

ROSSEN. Bulletins de la Soc. anat., 1854, p. 318.

CARON. Bulletins de la Soc. anat, 1855, p. 85.

QUAIN. Transact. of path. Soc., t. VII, p. 96.

CHOLMELEY. Transact of path. Soc., t. VI, p. 146.

WILKS. *a.* Medic. Times and Gazette, 1856, t. II, p. 479, et Transact. of path. Soc., même année. — *b.* Idem à la suite. — *c.* Transact. of path. Soc., 1859, t. IX, p. 111.

ARAN. Union médicale, 1857, p. 480.

SKRZECZKA. Virchow's Archiv. Bd XI, 1857, p. 176.

MERCIER. Cet auteur a réuni dans son mémoire sur la myocardite (Gazette médicale, 1857, p. 505, etc.) tous les faits qu'il avait publiés précédemment :

    a. Bulletins Soc. anat., 1835 (obs. II de son mémoire).

    b.   —   —   1836 (obs. IV.   (Idem).

    c.   —   —   1836, p. 11.

    d. Gazette méd., 1857, p. 519 (obs. V. idem).

    e. Communiquée par Léger, idem, p. 519 (obs. VI. idem).

HERZFELDER. Zeitschrift der Artze zu Wienn, p. 468, 1860 (*Anévrysme aigu*).

VIRCHOW. Syphilis constitutionnelle, trad. Picard, 1860, p.   (*Anévrysme aigu.*)

G.-H. MUHLIG. Prager Vierteljahrsschrift, 1862, Gazette médicale d'Orient, 1860, et Gazette de Strasbourg, 1862. (*Anévrysme par traumatisme.*)

POTAIN. *a.* Bulletins de la Soc. anat., 1861, p. 135. — *b.* Idem, 1862, p. 120.

CANTON. Transact. of path. Soc., t. XII, janvier 1861, p. 69.

VULPIAN. *a.* Vide obs. XIX, p. 112. — *b.* Vide obs. XX, p. 115.

POTAIN. Vide obs. XXV, p. 122.

MEURIOT. Vide obs. XVII, p. 107.

FREDET. Vide obs. XVIII, p. 110.

ANÉVRYSMES DE LA CLOISON. (partie supérieure : 41 cas.)

CORVISART. Essai les maladies du cœur, 3e édit., 1818, p. 286.

THIBERT. Bulletins de la Faculté de médecine de Paris, 1819, t. IV p. 355.

TESTA. Malattie del cuore, 1823 (Ant. Zambonini).

LAËNNEC et FOUILHOUX. Auscultation médiate, 2e édit., t. II, p. 547.

LOMBARD. Revue méd. française, 1836, t. III, p. 348-350.

HOPE. Diseases of the heart. 3e ed., 1839, 1er cas, p. 606 ; 2e cas, p. 622, fig. 20.

CRAIGIE. Edinburg, Med. and surg. journal, 1843, p. 463.

ROKITANSKY. Handbuch der patholog. anatom. Bd, II, p. 458.

TRIPE. The Lancet, nov. 1844, et Arch. de méd., 1845, p. 90.

THIELMANN SCHMIDT. Schmidt's Jahrbücher, 1845, no 5, p. 175, et Arch. de méd., 1845, p. 466.

JONATHAN PEREIRA. London Med. Gazette, oct. 1845, et Arch. de méd., 1846, p. 328.

TOD. London Med. Gazette, août 1846, et Arch. de méd., 1847, p. 104.

PEACOCK. Trans. Pathol. Society, déc. 1846, t. I, p. 61.

RISDON BENNETT. *Ibid.*, 1847, t. I, p. 59.

AVERY. *Ibid.*, 1847, t. I, p. 72.

PEACOCK. *Ibid.*, oct. 1851, t. III, p. 287.

BOUILLAUD. Union méd., 1852, p. 589.

DITTRICH. Prager Vierteljahrsschrift, 1852 (obs. 1, 3, 4, 5, 6, 7, 15, 18, 23).

LEUDET. Mém. de la Soc. de biologie, 1853, p. 105.

CARON. Mém. de la Soc. de biologie, 1853, p. 7.

BRISTOWE. Transact. path. Soc., 1854, p. 93.

BUXTON SHILLITOE. *Ibid.*, 1857, p. 80.

OULMONT. Union méd., 1857, p. 389.

LOESCHNER DE PRAGUE. Viertelj. f. d. prakt. Heilk, 1856, et Arch. de méd., 1857, p. 79.

PEACOCK. Trans. path. Soc., 1861, t. XII, p. 75.

HERMANN. Thèse de Strasbourg, 1864, nᵒ 749 (extrait de la Clinique méd. de Berlin, du prof. Frerichs).

HARE. Transact. path. Soc., 1865, p. 80.

HÉRARD. Bullet. de la Soc. anat., 1865, p. 379.

P. PARIS. Voir obs. XI, p. 71.

JACCOUD. Voir obs. XII, p. 73.

PELVET. Voir obs. X, p. 69.

ANÉVRYSMES DES VALVULES.

16 cas d'anévrysmes de la valvule mitrale.

MORAND. Histoire de l'Acad. des sciences, 1729, p. 14 (obs. VII).
LAENNEC. Traité de l'auscult. méd., 2ᵉ édit., 1826, p. 529.
CRUVEILHIER. Bulletin Soc. anat., 1829, p. 69.
THURNAM. Méd. chir. transact, 1838, t. XXI (obs. IX).
HÉRARD. Bulletin de la Soc. anat., 1850, p. 239.
PRESCOTT-HEWETT. Transact. of the path. Soc. London, 1850, v. III,
    p. 78 (3 cas).
PEACOCK. Transact. path. Soc., t. III, fév. 1852, p. 285.
HABERSHON. Transact. path. Soc., 1855, p. 156.
JOHN OGLE. Transact. path. Soc., 1858, t. IX, p. 131.
    Autre cas, p. 117 (pl. v, fig. 2).
ANDREW. Idem, 1865, t. XVI, p. 91.
CHARCOT. Thèse d'aggrégation de Martineau, 1866, fig. 2.
SERAILLER. Obs. III, p. 40.
LEROY. Obs. IV, p. 41.

7 cas d'anévrysmes des sygmoïdes de l'aorte.

CORRIGAN. Dublin journal, t. XII, p. 245, 1838, et Arch. de méd , 1849,
    t. XIX, p. 55.
THURNAM. London med. chir. transact., t. XXI (obs. XI).
BOUILLAUD. Traité des maladies du cœur, t. II, p. 32 (obs. 66) et p. 33.
    En note.
OGLE. Transat. of path. Soc., 1852, t. III, p. 296.
CHARCOT. Thèse d'aggrégation de Martineau, 1866, fig. 2.
PELVET. Obs. X, p. 69.

ANÉVRYSMES DES OREILLETTES.

CHASSAIGNAC. Bulletin Soc. anat , 1836, p. 11.
PEACOCK. Edinburgh med. and surg. journal, oct. 1846, et Arch. de
    méd., 1847, p. 98.
HOWITT. The Lancet, juin 1846, et Arch. de med., 1847, p. 238.
SAMUEL FENWICH. The Lancet, 1846, p. 94.

ANÉVRYSMES DES ARTÈRES CORONAIRES.

PESTE. Arch. de méd., 1843, p. 472. C'est le même fait qui a été cité
    plus tard par Richard (Bulletin Soc. anat., 1846, p. 40).
PEACOCK. Transat. path. Soc., t. I, p. 227, 1847-48.
BRISTOWE. Ibid. et Med. Times, 1856, t. I, p. 526.
    On trouve mention de deux autres cas dans la Gazette hebdoma-
    daire, 1860, p. 765. — Extrait du New-York journal of med.

EXPLICATION DES PLANCHES

PLANCHE Ire.

Fɪɢ. 1.   Coupe d'un anévrysme de la valvule mitrale (obs. 3, Serailler) après dessiccation. L'aspect plissé que présente la poche
est dû à ce mode de préparation (1).
>   *A*. — Couches de l'endocarde ventriculaire proliférées et ra-
molllies.
>   *B*. — Tissu conjonctif intra-valvulaire.
>   *C*. — Endocarde auriculaire. — (Grossi 5 ou 6 fois.)

Fɪɢ. 2. — Coupe de la même valvule dans un point rapproché de
l'anévrysme et qui commence à s'enflammer.
>   *A*. — Couches superficielles (face ventriculaire) dans lesquelles
on voit les cellules étoilées du tissu conjonctif, qui sont en
voie de prolifération. Quelques-unes contiénnent un noyau
qui se divise ou même deux noyaux.
>   *B*. — Couche élastique passant à l'état granuleux et se détrui-
sant.
>   *C*. — Tissu conjonctif intra-valvulaire normal. — Gross. :
$\frac{\text{ocul. 3}}{\text{obj. 7}}$ (Hartn.).

Fɪɢ. 3. — Coupe pratiquée dans la paroi de l'anévrysme et représentant la couche *A* de la fig. 1.
>   On y voit la prolifération des éléments très-avancée, et les
corpuscules qui en résultent ne sont plus séparés que par
une faible épaisseur de substance intercellulaire.
>   En *E*, traces du tissu élastique, qui a presque entièrement
disparu.
>   Les deux figures précédentes représentent les altérations
de l'endocardite, telles qu'on les observe non-seulement sur
les valvules, mais encore sur les autres points de cette membrane. — Gross. : $\frac{\text{ocul. 3}}{\text{obj. 7}}$ (Hartn.).

Fɪɢ. 4. — Coupe d'une valvule mitrale normale.
>   *V*. — Face ventriculaire.
>   *O*. — Face auriculaire.
>   Il est à remarquer que sur la mitrale l'endocarde ventri-
culaire est trois ou quatre fois plus épais que l'auriculaire.
>   L'épithélium n'est pas représenté.

---

(1) Toutes ces coupes sont faites sur des valvules desséchées et colorées ensuite
par la solution ammoniacale de carmin, puis traitées par l'acide acétique très-
étendu.

Fig. 1.

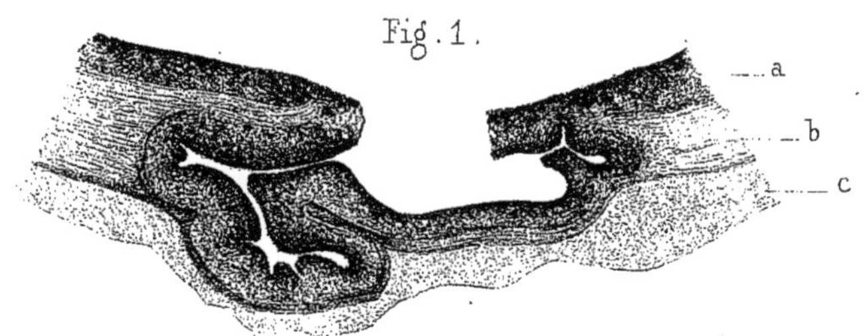

Fig. 2.

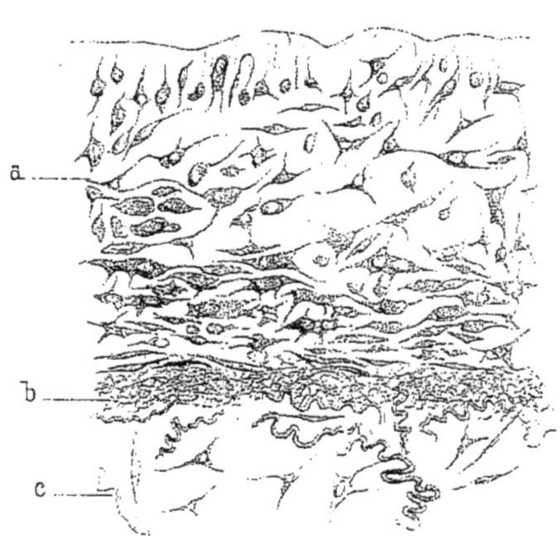

Fig. 3.

Fig. 4.

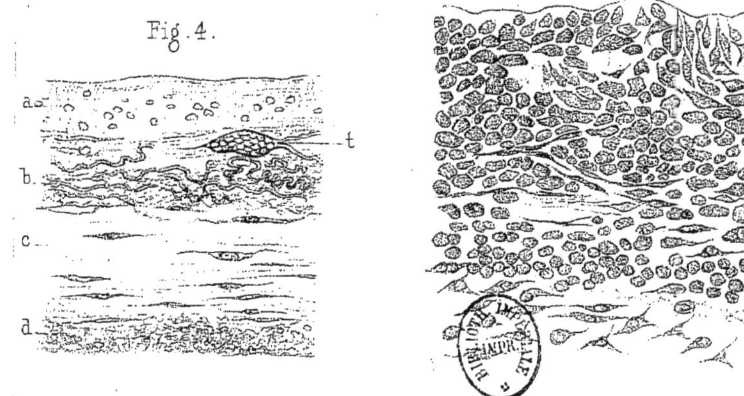

Pelvet del.

Imp. Becquet, Paris.

P. Lackerbauer lith.

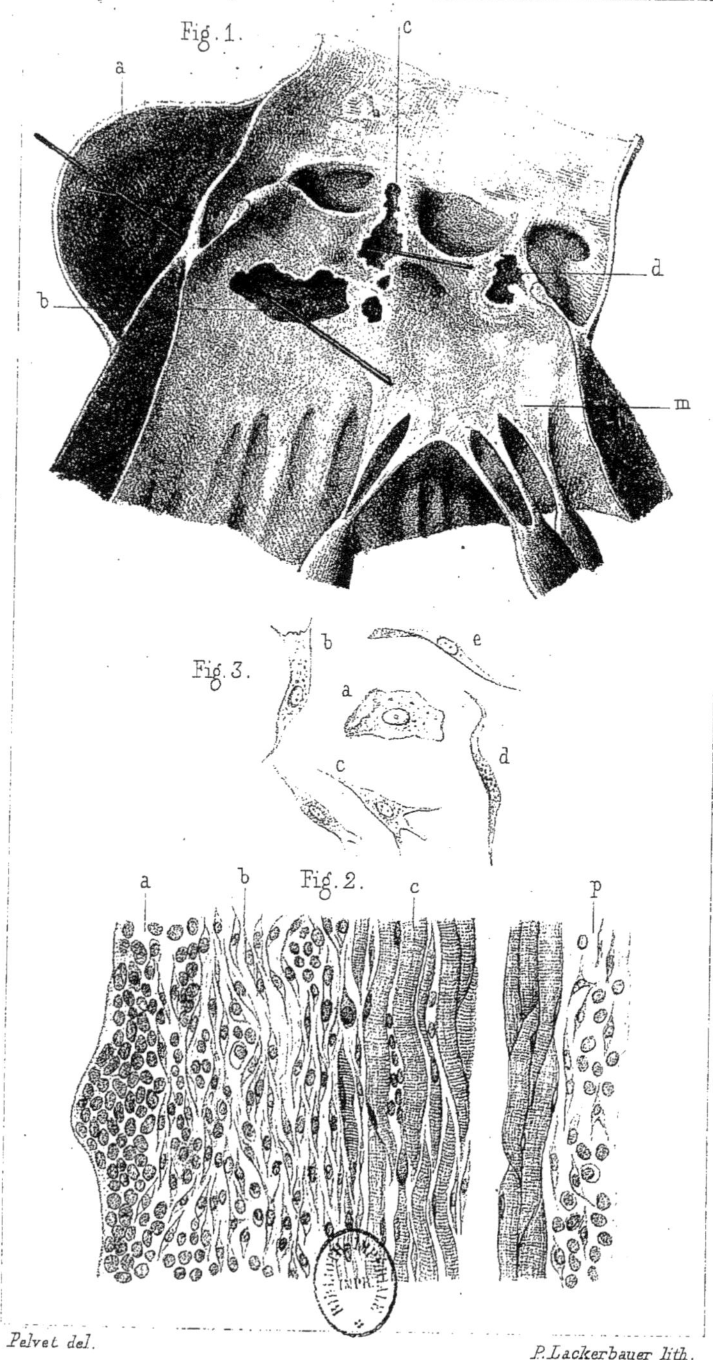

Pelvet del.

P. Lackerbauer lith.

A. — Couche des cellules aplaties (fibres longues de Luschka).
Elle sont vues ici de profil et présentent par conséquent
un aspect fibrillaire. Quelques noyaux ovalaires se montrent çà et là.

B. — Couche des fibres élastiques.

C. — Tissu conjonctif compris entre les deux lames d'endocarde

C. — Endocarde auriculaire.

T. — Coupe d'un tendon papillaire qui s'épanouit dans la valvule. — Gross. : $\frac{\text{ocul. 1}}{\text{obj. 5}}$ (Hartn.).

PLANCHE II.

FIG. 1. — Anévrysme de la cloison (obs. XII, Jaccoud).

A. — Poche anévrysmale faisant saillie à l'extérieur, derrière
l'aorte, à la base du cœur.

B. — Orifice de cet anévrysme situé dans le ventricule gauche,
au-dessous de l'union des sygmoïdes gauche et postérieure.

C. — Autre orifice situé à l'union des sygmoïdes droite et postérieure, conduisant également dans l'anévrysme.

D. — Ulcération terminée en cul-de-sac entre les sygmoïdes
postérieure et gauche.

M. — Valvule mitrale.

FIG. 2. — Coupe à travers la paroi d'un anévrysme de la pointe du cœur
(obs. XVII, Meuriot). Exemple de transformation fibreuse.

A. — Couches de l'endocarde proliférées et fondues avec le
tissu sous-jacent.

B. — Tissu fibreux formé de cellules fusiformes, allongées et
aplaties, séparées par une substance vaguement fibrillaire
et en certains points par des groupes de corpuscules de
de prolifération.

C. — Tissu musculaire ayant conservé sa striation et dont les
faisceaux montrent les noyaux du sarcolemme plus volumineux qu'à l'état normal.

P. — Péricarde légèrement enflammé. — Gross. $\frac{\text{ocul. 3}}{\text{obs. 7}}$
obj., 7 (Hartn.).

FIG. 3. — Cellules de la couche *B* (fig. 2).

Les unes sont vues de face, *a*, *b*, *c*; les autres de profil, *d*, *e*.
Elles contiennent un noyau à leur centre et quelques fines granulations. — Gross. : $\frac{\text{ocul. 1}}{\text{obj. 9}}$ imm. (Hartn.).

TABLE DES MATIÈRES

A. Parent, imprimeur de la Faculté de Médecine, rue Mr-le-Prince, 31.